Gerd Rudolf

Psychodynamisch denken – tiefenpsychologisch handeln

Gerd Rudolf

Psychodynamisch denken – tiefenpsychologisch handeln

Praxis der tiefenpsychologisch fundierten Psychotherapie

Mit einem Geleitwort von Lars Hauten
und Fotografien von Gerd Rudolf

Schattauer

Prof. em. Dr. med. Gerd Rudolf
E-Mail: gerd_rudolf@med.uni-heidelberg.de

Bibliografische Information der Deutschen Nationalbibliothek
Die Deutsche Nationalbibliothek verzeichnet diese Publikation in der Deutschen Nationalbibliografie; detaillierte bibliografische Daten sind im Internet über http://dnb.d-nb.de abrufbar.

Schattauer
www.schattauer.de
J. G. Cotta'sche Buchhandlung Nachfolger GmbH
Rotebühlstraße 77, 70178 Stuttgart
Fragen zur Produktsicherheit: produktsicherheit@klett-cotta.de

MIX
Papier | Fördert gute Waldnutzung
FSC® C014889

Cover: Bettina Herrmann, Stuttgart
unter Verwendung eines Gemäldes von Jacopo Pontormo:
»Studie zweier stehender Frauen« (um 1515)
Gesetzt von Eberl & Koesel Studio, Kempten
Gedruckt und gebunden von Friedrich Pustet GmbH & Co. KG, Regensburg
ISBN 978-3-608-40015-1
6. Nachdruck, 2025

Lektorat: Ruth Becker
Projektmanagement: Dr. Nadja Urbani

Auch als E-Book erhältlich

In dankbarer Erinnerung an ***Hildegard Horn****, analytische Kinder- und Jugendlichen-Psychotherapeutin, mit der gemeinsam ich seit Ende der Neunzigerjahre bis zu ihrem viel zu frühen Tod (2016) zahlreiche theoretische Fragen der Psychotherapie diskutieren, sie in ihrer praktischen Anwendung erproben und daraus Konzepte herleiten konnte.*

Geleitwort

Werte Leserinnen und Leser,

wenn Sie diese Zeilen lesen, werden Sie sich vielleicht wundern. Gewöhnlich ist es so: Der junge Autor bittet den älteren Professor um ein Geleitwort, um seinen Text quasi zu adeln, ein wenig »Eminenzbasierung« einzuheimsen. Hier ist es anders herum. Der allseits respektierte und einflussreiche Professor lässt seinen Text kommentieren von einem Vertreter der nachfolgenden Generation. Schon dieser merkwürdige Umstand verrät Ihnen etwas über den Autor. Es enthält eine augenzwinkernde Selbstironie und eine gehörige Portion Innovation, wenn Professor Rudolf nicht die Bestätigung bei anderen »Altvätern« einholt, sondern interessiert die kritische Rückmeldung derjenigen einholt, die seine Theorie heute anwenden und morgen vielleicht weiterentwickeln werden. Traditionen auf den Kopf stellen, um etwas Neues herauszuschütteln, beschreibt gut den bisherigen Schaffensweg von Gerd Rudolf. Seine Arbeiten zur Strukturbezogenen Psychotherapie stellen bahnbrechende Innovationen in der Behandlungstechnik dar. Dabei ging es ihm aber nicht darum, den bereits etablierten »Schulen« in der Psychoanalyse (Rudolf würde vielleicht von »Kirchen« sprechen) eine weitere Richtung hinzuzufügen. Sondern es ging ihm darum, das psychodynamische therapeutische Handeln so zu erneuern, dass damit auch bislang als nicht behandelbar geltenden Patienten[1] geholfen werden kann. Dazu musste das psychodynamische Störungsverständnis quergedacht und immer auch an der Empirie abgeglichen werden.

Noch vor 15 Jahren bedeutete es oft einen Kampf mit den Gutachtern, schwerer (strukturell) gestörten Patientinnen eine Tiefenpsychologisch fundierte Psychotherapie anzubieten. Ausgangspunkt war häufig ein Missverständnis zwischen psychoanalytischem Gutachter und tiefenpsychologischer Therapeutin, was denn eigentlich mit dem Begriff »strukturelle Störung« gemeint sei. Die Gutachter hatten oft einen kategorialen Strukturbegriff, gingen also davon aus, dass die Behandlerinnen irgendwie den »Charakter« der Patientinnen verändern wollten. Die Therapeutinnen hingegen folgten einem eher dimensionalen Strukturbegriff, zielten darauf ab, mit ihren Patientinnen grundlegende strukturelle Entwicklungsdefizite in der Behandlung auszugleichen. In diesem ungleichen Kampf konnten sich die Behandlerinnen nur wenig auf etablierte psychodynamische Konzepte berufen. Eigentlich waren es nur Rudolf und die OPD-2, die argumentativ zur Seite standen.

Das hat sich grundlegend geändert. Seit einigen Jahren enthält beinahe jedes psychodynamische Lehrbuch einen Satz wie »Seit gut zehn Jahren ist die Struk-

1 Im gesamten Buch wechseln wir zwischen männlicher und weiblicher Form ab, es sind aber immer Personen aller Geschlechter gemeint.

turbezogene Psychotherapie in Deutschland untrennbar mit dem Namen Gerd Rudolf verbunden«. Hier hat ein historisch sehr langer Prozess seinen vorläufigen Schlusspunkt gefunden. Freud selbst zielte in seinem Beitrag zum Budapester Kongress 1919 darauf ab, die Psychoanalyse auch breiten Bevölkerungsschichten zugänglich zu machen. Allerdings lieferte er mit seiner Metapher von »Gold und Kupfer« zugleich eine Argumentationsgrundlage für psychoanalytische Traditionalisten, mit der Veränderungen der Methodik über viele Jahrzehnte erschwert wurden. Bereits die technischen Innovationen von Ferenczi und Rank von 1924 erlitten das Schicksal, mangels Linientreue als falsch eingeordnet zu werden. So war es erst nach dem Zweiten Weltkrieg möglich, eine wirklich demokratische, also allen Bevölkerungsschichten zugängliche Psychotherapie zu installieren. Annemarie Dührssen nutzte ein historisch einmaliges Zeitfenster, um die Psychotherapie als Leistung der gesetzlichen Krankenversicherung zu etablieren, damit die Psychotherapie allen Bevölkerungsschichten und im Prinzip auch allen Störungsbildern zugänglich zu machen. Möglich war dies nur, indem statt auf die »reine Lehre« auf eine empirische Evidenz rekurriert wurde.

Damit war aber nicht nur ein Gewinn für die Psychotherapie als solche verbunden, es war auch ein Problem geschaffen worden. Wenn nun im Prinzip alle Menschen mit seelischen Belastungen in Psychotherapie gehen konnten, dann kamen im Behandlungszimmer auch Menschen an mit Störungen, die bis dato als unbehandelbar, weil unanalysierbar, galten. Was war zu tun mit Patienten, die nicht brav den Ödipuskomplex als Zentrum ihrer Neurose aufzuweisen hatten, dennoch aber erhebliches seelisches Leid erlebten? Wie konnte man Menschen mit sogenannten »Frühstörungen« therapeutisch helfen? Um das Indikationsspektrum der Psychotherapie zu erweitern, bedurfte es einer Veränderung der behandlungstechnischen Voraussetzungen. Exemplarisch genannt sei hier die »Göttinger Gruppe« um Heigl, Heigl-Evers und Ott: Das von ihnen vorgeschlagene »Prinzip Antwort« war seinerzeit eine in der psychoanalytischen Community heiß umkämpfte technische Innovation, die uns Jüngeren inzwischen recht selbstverständlich einleuchtet. In den folgenden Jahrzehnten wurde fleißig nachgedacht und geforscht, um die Methoden den Patienten anzupassen (statt umgekehrt die Patienten nach ihrer Eignung für die Methode auszuwählen). Diese Prozesse sind verbunden mit »großen Namen« wie Kernberg, Rudolf und Fonagy. Getragen allerdings wurden diese Prozesse von mutigen Therapeutinnen (in Deutschland vor allem TPler), welche ihre Behandlungskonzepte der Kritik einer traditionell ausgerichteten Psychoanalyse auszusetzen hatten. Und von mutigen Patientinnen, welche ihren Behandlern das Vertrauen entgegenbrachten, dass ihre doch erheblichen Störungen behandelbar wären, auch wenn die Behandler sich auf konzeptionell dünnem Eis bewegten.

Dieser Prozess ist vollzogen. Oder, wie ein verhaltenstherapeutischer Kollege es ausdrückte: »Diese Burg habt ihr geschliffen.« Die deskriptiven Diagnosesysteme DSM-5 und ICD-11 bieten die Möglichkeit, mit ihren hybriden Strukturmodellen Störungen so abzubilden, dass sie mit einer TP-Behandlungskonzeption erreichbar sind. Die Reformen der Psychotherapie-Richtlinien von 2009 und 2017 tragen dem Rechnung insofern, als dass die Behandlung struktureller Störungen auch mit den Mitteln der TP als richtlinienkonform festgeschrieben wurden. In aller Deutlichkeit legt der 11. »Faber/Haarstrick-Kommentar Psychotherapie-Richtlinien« aus, dass in der TP strukturelle Störungen behandelbar sind, sofern sich das Behandlungskonzept auf eine von vier Konzeptionen stützt: Strukturbezogene Psychotherapie nach Rudolf, Übertragungsfokussierte Psychotherapie (TFP), Mentalisierungsbasierte Psychotherapie (MBT) oder Psychoanalytisch-interaktionelle Methode (PIM).

Seit ungefähr 15 Jahren lerne ich von Professor Rudolf, was ich mir einfallen lassen kann, wenn ich mit Patienten in Beziehung trete, deren Problematik vor allem als strukturelle Störung daherkommt. Angefangen von »Die Struktur der Persönlichkeit« (2002) über die »Strukturbezogene Psychotherapie« (2004) bis hin zu »Psychodynamische Psychotherapie« (2010) habe ich oft Hinweise zur Behandlungstechnik, aber darüber hinaus auch Trost und Hoffnung aus seinen Werken ziehen können. Über die konkrete Problematik hinaus war Rudolf für mich auch in einer weiteren Perspektive eine Orientierung, sei es auf der Ebene der verschiedenen Auflagen des Lehrbuches »Strukturbezogene Psychotherapie« (Rudolf 2004b), sei es auf der Ebene der soziohistorischen Verortung in seinen Büchern »Wie Menschen sind« (Rudolf 2015b) oder »Psychotherapie in sozialer Verantwortung« (Rudolf & Rüger 2016).

Seit über 10 Jahren lehre ich Strukturdiagnostik nach OPD-2 und Behandlungstechnik nach Rudolf am Berliner *ppt*-Institut. Es suchen mich zahlreiche Patientinnen und Supervisanden zu diesem Thema auf. Je länger ich die Methode der »Strukturbezogenen Psychotherapie nach Rudolf« anwende und lehre, desto *unspezifischer* finde ich sie. Das hat den Hintergrund, dass es in der Praxis sehr selten »reine« Konfliktstörungen oder »reine« Strukturstörungen gibt. Diese Einsicht ist nicht neu – bereits Adler (1932) erkannte dies, und Rudolf belegte es 2010 empirisch. (Nebenbei bemerkt ist es dieser Umstand, welcher den Praktiker gegenüber der RCT-fixierten Forschung skeptisch bleiben lässt.) Wir wenden demnach die Methode der »Strukturbezogenen Psychotherapie« zwangsläufig auch bei Patientinnen an, deren Störungen aus einer Misch-Ätiologie erklärbar sind.

Dabei scheint mir ein Aspekt der Strukturbezogenen Psychotherapie besonders erwähnenswert, weil er weit über das Anwendungsfeld der strukturellen Störungen hinaus wertvoll ist. Rudolf legt mit der Strukturbezogenen Psychotherapie zwar einen »Leitfaden« vor, aber eben kein Manual. Es sind weniger technische Anweisungen als eine systematische Anleitung zur therapeutischen Haltung, welche die Anwendung der Methode zu erfolgreichen Behandlungen führt.

Innerhalb der sehr genau beschriebenen und empirisch belegten sowie theoretisch erklärten Haltung ist es insbesondere die »Positionierung« – *hinter, gegenüber, neben* –, welche die Besonderheit des Ansatzes ausmacht.

Sich *hinter* den Patienten stellen, sich dem Patienten *gegenüber* stellen, sich *neben* den Patienten stellen ist mehr als eine technische Anweisung für spezielle Interventionen. Es kreiert eine völlig neue Konstellation in der therapeutischen Beziehung. So, wie die »intersubjektive Wende« in der Psychoanalyse zu einem Paradigmenwechsel geführt hat (von der Ein- zur Zwei-Personen-Psychologie), so hat die Strukturbezogene Psychotherapie das Potenzial, einen weiteren Paradigmenwechsel in der Sicht auf die therapeutische Situation einzuleiten: von der dyadischen zur triadischen Situation. »Die Störung als etwas Drittes begreifen« ist eine mächtige therapeutische Innovation, die weit über das enge Indikationsfeld der strukturellen Störung hinaus weist.

Ich stelle mir vor, dass diese Worte bei Rudolf Skepsis auslösen werden – wie oben beschrieben ist er kein »Kirchengründer«. Es wäre also die Aufgabe der folgenden Generation, darauf zu achten, dass aus dem Paradigma kein Dogma wird. Für den Moment jedoch ist vor allem die TP Professor Rudolf zu großem Dank verpflichtet. Es ist nicht ganz einfach, eine selbstbewusste Haltung zu finden, solange die TP als »kleine Schwester« der Psychoanalyse betrachtet wird. Bücher wie das vorliegende sind es, die dazu einen erheblichen Beitrag leisten. Indem die Eigenheit des Verfahrens nicht nur einfach behauptet wird, sondern indem klar und deutlich beschrieben wird, wie es funktioniert und was man warum macht.

Darum haben wir auf dieses Buch gewartet: Weil für jeden etwas dabei ist, weil es jeder mit Gewinn lesen kann. Die Kandidaten in Ausbildung können es als Wegbegleiter und Leitfaden in der Entwicklung ihrer Therapeutenpersönlichkeit verwenden. Bereits in TP ausgebildete Therapeutinnen können eine Rück- oder Neuorientierung finden. Analytiker können anhand dieses Buches besser verstehen, was wir eigentlich tun (und dass das nicht dasselbe ist wie eine »kürzere AP«), um sich mit der TP besser auf Augenhöhe verständigen zu können. Verhaltenstherapeutinnen werden anhand der TP besser begreifen, was mit »psychodynamisch« eigentlich gemeint sein könnte. Das große Projekt in den psychoanalytisch begründeten Verfahren, die Neukonstruktion einer »Psychodynamischen Psychotherapie« setzt voraus, dass sich die derzeit getrennten Verfahren AP und TP in einen Dialog auf Augenhöhe begeben können. Das große Projekt der psychodynamischen Verfahren, sich im Kanon der wissenschaftlich überprüften Verfahren zu behaupten, setzt einen Dialog auf Augenhöhe zwischen VT und PDT voraus. Mit anderen Worten: Das Buch hat das Potenzial, im »Schulenstreit« zu vermitteln.

Nicht zuletzt aber kommt dieses Buch vor allem den Patienten zugute. Beinahe die Hälfte aller Patienten suchen mehr oder weniger gezielt eine TP auf. Das vorliegende Buch reiht sich ein in die noch sehr schmale Riege derjenigen Bücher, die sich speziell um eine sachliche, professionelle und empirisch validierte Konzeption der TP bemühen.

Ich wünsche den Leserinnen und Lesern ebenso viel Freude bei der Lektüre, wie ich sie hatte. Erfreute Therapeutinnen führen zu gesundenden Patienten. Ich wünsche den Lesern, dass sie die gleichen Erfahrungen machen mögen, die auch ich durch Gerd Rudolfs Gesamtwerk erleben durfte: Ermutigung darin, auch in schwierigen psychotherapeutischen Konstellationen nach sinnvollen, konzeptionell begründbaren und vor allem wirksamen Behandlungskonzepten zu suchen.

Dieses Buch leistet einen großen Beitrag zu jenem Prozess in der Werdung von Therapeutinnen, die Rudolf 2016 mit folgendem Satz umriss: »Gute Therapeuten statt richtiger Identitäten!«

Berlin, im Oktober 2018 **Lars Hauten**

Vorwort

Tiefenpsychologisch fundierte Psychotherapie spielt hierzulande eine wichtige Rolle in der psychotherapeutischen Versorgung. Der theoretische Hintergrund des Verfahrens und die therapeutische Praxis wurden in zahlreichen Werken von lexikalischem Format (z. B. Boll-Klatt & Kohrs 2014, Reimer & Rüger 2012 oder Wöller & Kruse 2015) ausführlich beschrieben. Welche Gründe könnte es geben, ein weiteres – noch dazu relativ kurzgefasstes – Buch zum Thema vorzulegen?

Es sind im Wesentlichen persönliche Eindrücke, die mich dazu motivieren. Zum einen meine Erfahrungen als Therapeut: Seit Anfang der siebziger Jahre habe ich tiefenpsychologisch therapeutisch gearbeitet und mich dabei von den breiten Anwendungsmöglichkeiten des Verfahrens überzeugen können.

Zum zweiten sind da meine Erfahrungen in der Psychotherapieforschung zu nennen, die ebenfalls in den siebziger Jahren in Berlin begonnen und in den neunziger Jahren in Heidelberg mit jeweils langjährigen Therapiestudien fortgeführt wurde, hierzu gehört auch die Arbeit an der OPD-Entwicklung.

Und zum dritten die Erfahrungen als Supervisor, der, 1974 ernannt, bis heute mit nicht nachlassenden Interesse in dieser Funktion tätig ist und nicht zuletzt die Erfahrungen als Gutachter/Obergutachter, der Abertausende von »Berichten zum Antrag« lesen und kommentieren durfte.

Vor diesem Hintergrund gilt mein zentrales Interesse der Situation von Therapeutinnen und Therapeuten, speziell der oft noch sehr jungen Therapeuten in Ausbildung, die, meist vor dem Hintergrund eines Psychologiestudiums und oft mit wenig Erfahrung im Umgang mit Patienten (und begrenzter Selbsterfahrung) nun vor der Aufgabe stehen, die psychische Erkrankung der ihnen zugewiesenen Patienten unter psychodynamischen Gesichtspunkten zu verstehen und einen tiefenpsychologischen Behandlungsplan zu entwerfen und zu verwirklichen. Das ist eine schwierige Aufgabe, nicht nur für Anfänger, sondern, wie die Berichte von Niedergelassenen oft genug erkennen lassen, auch für andere Therapeuten, die sich, mit unterschiedlichen Vorerfahrungen, als »tiefenpsychologisch fundiert« definieren.

Mein Anliegen ist es, diese Therapeuten dort abzuholen, wo sie gegenwärtig stehen, und von da ausgehend mit ihnen gemeinsam die psychodynamische Denkweise und Arbeitstechnik zu reflektieren. Das geschieht letztlich auch im Interesse ihrer Patienten, für die ich mir wünsche, dass sie eine therapeutische Chance bekommen, auch wenn sie häufig in schwierigen inneren und äußeren Konstellationen gefangen sind. Dazu wiederum braucht es gut ausgebildete und menschlich kompetente Therapeuten.

Nach einführenden Abschnitten über die tiefenpsychologische Position in der Bandbreite psychodynamischer Therapien (Kapitel 1) sind alle übrigen Abschnitte des Buches ausdrücklich auf das Ziel ausgerichtet, tiefenpsychologische Therapeutinnen und Therapeuten in ihrem Verständnis der Patientenpersönlichkeit, vor allem aber in ihrer inneren Einstellung und ihrer therapeutischen Haltung sowie in ihren praktischen therapeutischen Fähigkeiten zu unterstützen. Meinem Interesse folgend, werden dabei die strukturellen Störungen und ihre Behandlung besonders beachtet. Den Abschluss bildet ein Literaturüberblick aus Veröffentlichungen der eigenen Arbeitsgruppen, gegliedert nach Themen, deren Verständnis für tiefenpsychologisches Denken und Arbeiten wichtig ist.

Mein Dank gilt den zahlreichen jungen Kolleginnen und Kollegen aus unterschiedlichen Instituten, deren Behandlungen und Abfassung von Fallberichten ich auch in den letzten Jahren als Supervisor begleiten durfte. Besonderen Dank schulde ich L. Hauten, mit dem sich eine zunehmend intensive Diskussion über therapeutische Konzepte und praktisches Handeln in unterschiedlichen Psychotherapien ergeben hat. Umso mehr freue ich mich, dass er sich als Vertreter der jüngeren Generation bereit erklärt hat, ein Geleitwort zu diesem Buch zu schreiben. Für praktische Hilfen in EDV-technischen Fragen danke ich Chr. Horn und G. Rehwinkel; Frau Dr. Urbani für die Betreuung des Buchprojekts im Verlag. Als Lektorin war mir auch dieses Mal Frau Becker eine zuverlässige und geduldige Begleiterin. Besonderen Dank schulde ich auf Verlagsseite Herrn Dr. Bertram, der das Risiko auf sich genommen hat, noch einmal dieses Büchlein eines in die Jahre gekommenen Schattauer-Autors zu verlegen.

Heidelberg, im Oktober 2018 **Gerd Rudolf**

Inhalt

Die Verfahren: Unterschiede und Ähnlichkeiten

Diagnostik – eine vorsichtige Annäherung

Therapie – den unbekannten Weg wagen

Struktur – was uns trägt

Therapeut und Gutachter: zwei Rollen

Forschung – Mühe und Ertrag

Literatur finden – gewusst wo

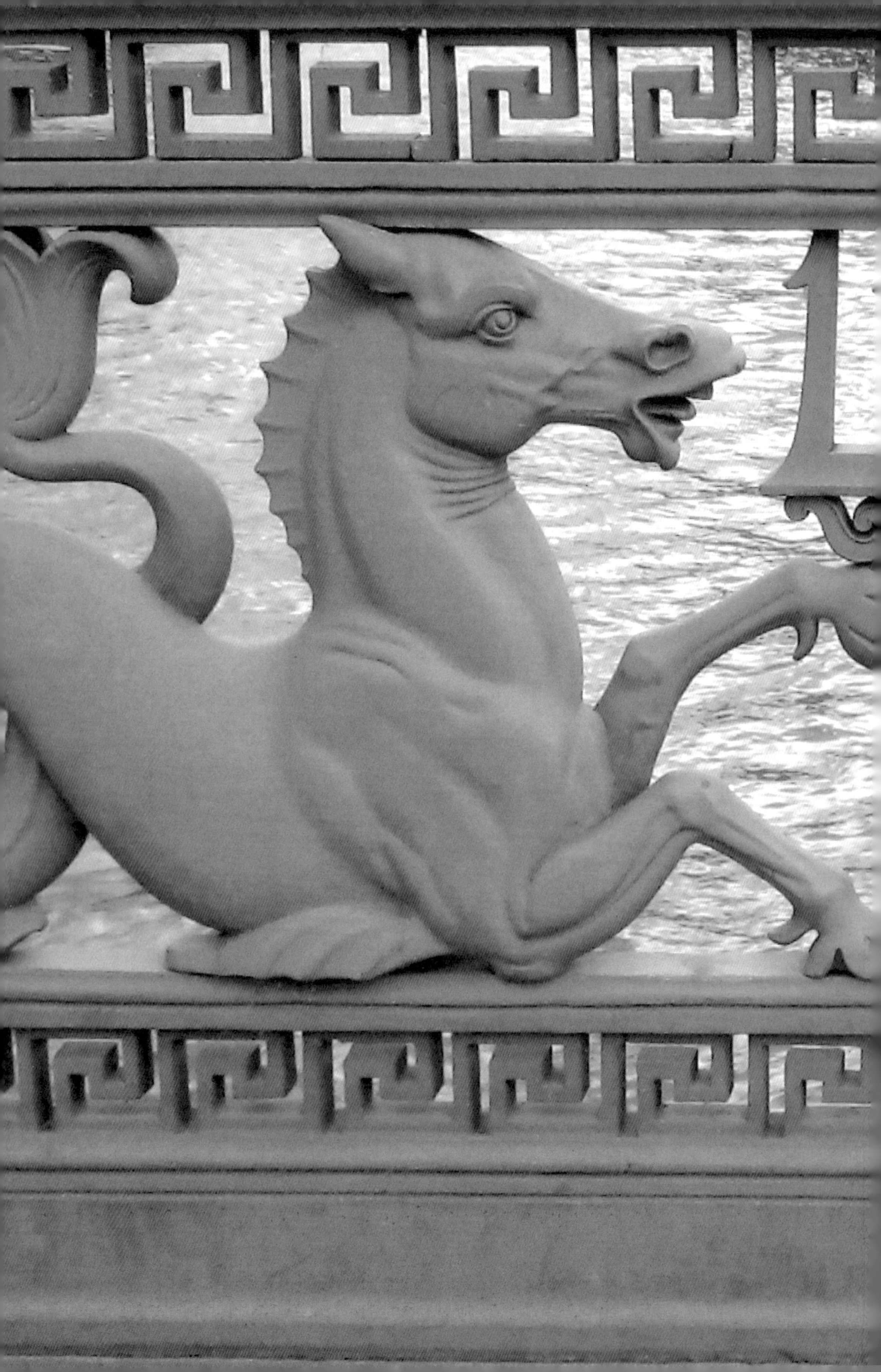

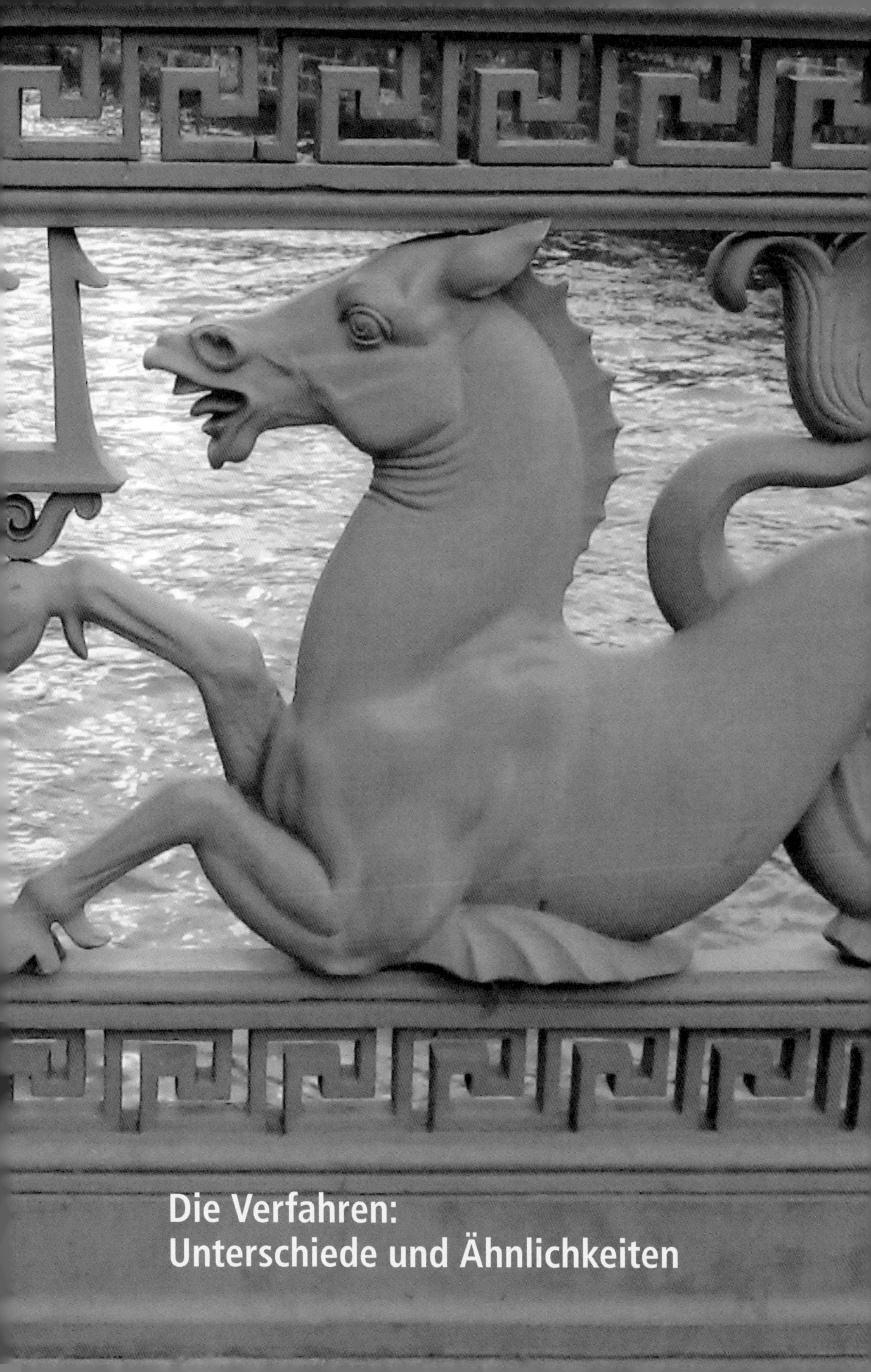

Die Verfahren: Unterschiede und Ähnlichkeiten

1 Positionierung der Tiefenpsychologisch fundierten Psychotherapie

1.1 Tiefenpsychologisch fundierte und Analytische Psychotherapie im Vergleich

In diesem Buch soll das praktische Handeln von tiefenpsychologischen Psychotherapeuten im Mittelpunkt stehen. Dabei interessiert speziell die Frage, welche Themen in welchen therapeutischen Situationen auf welche Weise angesprochen werden können und welche therapeutischen Haltungen und Konzepte dem zugrunde liegen. Diese Fragen sind eng verbunden mit den angestrebten Therapiezielen. Diese wiederum hängen von der Art der vorliegenden Störungen und dem gewählten methodischen Vorgehen ab. Die Vorstellung einer hilfreichen therapeutischen Beziehung, eines produktiven therapeutischen Prozesses und eines wünschenswerten Behandlungsergebnisses lassen sich nur im Rahmen eines klar definierten therapeutischen Konzeptes formulieren.

Analytische und Tiefenpsychologisch fundierte Psychotherapie werden aufgrund ihrer Herkunft aus der Psychoanalyse als »psychodynamische Psychotherapien« zusammengefasst. Strittig ist am ehesten, ob es sich dabei um zwei Verfahren handelt, wie es aus dem Sprachgebrauch der Psychotherapie-Richtlinien hervorgeht oder um zwei methodische Varianten des gleichen Verfahrens, wie es der Wissenschaftliche Beirat Psychotherapie in einer Stellungnahme vertreten hat. Verständlicherweise sind sich die Vertreter beider Methoden (oder Verfahren) nicht immer einig in der Bewertung, welche der beiden Therapieformen nun die bedeutsamere, zweckmäßigere und effektivere Vorgehensweise darstellt.

Die Psychotherapie-Richtlinien beschreiben die zwei aus der traditionellen Psychoanalyse abgeleiteten therapeutischen Verfahren, die Analytische Psychotherapie (AP) und die Tiefenpsychologisch fundierte Psychotherapie (TP). Im Gegensatz zu der traditionellen (»tendenzlosen«) Psychoanalyse sind diese beiden Verfahren zeitlich begrenzt (AP bis zu maximal 300 Sitzungen in einer Behandlungsfrequenz von 2–3 Wochenstunden; TP bis maximal 100 Sitzungen mit einer Frequenz von meist einer Wochenstunde). Beide gelten als hinsichtlich ihrer Effektivität in ausreichendem Umfang für alle wichtigen Störungsbilder evaluiert.

Betrachtet man die Zahl der Patienten, die in der Richtlinienpsychotherapie in Deutschland behandelt werden, so zeigt sich die TP als ein sehr praxisrelevantes Verfahren. In einer Auswertung von 2014 entfallen 45 % aller durchgeführten Therapien auf tiefenpsychologische Behandlungen, 50 % auf die Verhaltenstherapie und die übrigen auf die Analytische Psychotherapie. Gleichwohl spielt das psychoanalytische Konzept für das Verständnis der TP eine maßgebliche Rolle.

Für angehende Psychoanalytiker ist das Thema der therapeutischen Technik und speziell der Deutung unbewusster Prozesse ein zentraler Gegenstand der meist langen Ausbildung. Die tiefenpsychologischen Ausbildungsgänge sind in der Regel deutlich kürzer ausgelegt, d.h., es muss viel Stoff in relativ kurzer Zeit erarbeitet werden. Hinzu kommt die Tatsache, dass sich unter den tiefenpsychologischen Ausbildern teilweise solche mit analytischer Herkunft befinden, aber auch Vertreter anderer Schulrichtungen, die ursprünglich eine Identität als Gesprächstherapeuten, humanistische Therapeuten, Systemiker etc. besitzen. Nicht wenige Tiefenpsychologen betonen, dass sie lieber einen integrativen oder individuellen Ansatz verwenden und weniger einer bestimmten Therapiemethode folgen möchten. So kann es sein, dass unter der Bezeichnung Tiefenpsychologie recht unterschiedliche Therapien von Therapeuten mit unterschiedlichen Grundüberzeugungen durchgeführt werden. Das erschwert freilich die Situation für Patienten, die nicht wissen können, was sie in dieser speziellen Therapie erwartet, auch wenn diese offiziell dem tiefenpsychologischen Verfahren zugeordnet ist.

Psychoanalytiker erlernen in ihrer Weiterbildung zumindest offiziell beide Therapien, wobei die TP wohl eher am Rande mitläuft und für das Selbstverständnis von Psychoanalytikern weniger gewichtig ist als die Analytische Psychotherapie. Eine für TP tätige Supervisorin, die aus einem analytischen Institut kommt, sagt: »Ich weiß eigentlich gar nicht, wie man tiefenpsychologische Supervision machen soll, d.h. wie ich sie anders als analytisch machen könnte.« Auch die Gutachter für TP mussten bis 2016 eine analytische Ausbildung nachweisen. Psychoanalytiker verstehen sich im Blick auf die Geschichte als die eigentlichen Vertreter der Psychodynamik, sodass zum Beispiel psychoanalytische Fachgesellschaften ausschließlich tiefenpsychologisch ausgebildete Therapeuten lange nicht als Vollmitglieder akzeptierten. Manche sehen in der TP eine »Psychoanalyse light«-Variante, für die man weniger profunde Kenntnisse benötigt und von der man weniger Effizienz erwartet. Zweifellos kann man von jemandem, der eine fünf- bis zehnjährige psychoanalytische Ausbildung und ebenso lange Lehranalyse durchlaufen hat, differenziertere Literaturkenntnisse und größeres theoretisches Wissen erwarten, als von solchen, die eine drei- bis fünfjährige TP-Ausbildung und relativ kurze Selbsterfahrung abgeschlossen haben. Eine lange Lehranalyse und ein differenziertes Literaturstudium befähigen nicht automatisch dazu, auch mit 60–100 Stunden effektiv zu arbeiten. Tiefenpsychologische Therapeuten lernen in ihrer Ausbildung vor allem, den therapeutischen Prozess durch gezielte Fokussierung zu fördern.

Alle Therapeutinnen und Therapeuten stehen vor Behandlungsbeginn vor der Aufgabe, in einem Bericht zum Psychotherapieantrag die Aspekte der Behandlungsnotwendigkeit (das Vorliegen einer behandlungsbedürftigen krankheitswertigen Störung), der Zweckmäßigkeit (die Eignung des gewählten Behandlungsverfahrens zur Behebung der Störung) und der Wirtschaftlichkeit (die Begrenzung der beantragten Stundenzahl auf das Notwendige) herauszuarbeiten. Störung, Behandlungsplan und prognostische Einschätzung müssen im Rahmen eines anerkannten therapeutischen Konzepts diskutiert werden. Im Folgenden wird versucht, herauszuarbeiten, welches die konzeptuellen Essentials der TP sind und wie damit behandlungspraktisch umgegangen werden kann.

Eine weitere Zielsetzung des Buches ist das Bemühen um Qualitätssicherung in der Psychotherapie. Diese wird immer wieder gefordert, aber in den Diskussionen der Krankenkasse oder Berufsverbände tritt sie doch letztlich immer wieder in den Hintergrund. Es hat den Anschein, dass die Patienten, um die es letztlich in der Psychotherapie geht, keine wirklich starke Lobby haben. Die Verdeutlichung von Qualitätsaspekten ist zum einen als Unterstützung für die Therapeuten in Ausbildung gedacht, zum anderen steht sie im Interesse der Patienten, die sicher sein sollen, dass sie eine Behandlung erfahren, die nach wissenschaftlichen Kriterien als aussichtsreich gelten kann.

1.2 Methodische Zugänge zum Menschen

Psychotherapie gehört im weitesten Sinne zu den Humanwissenschaften, die sich auf eine große Bandbreite von wissenschaftlichen Vorgehensweisen stützen. Ein traditionell wichtiger Ansatz zielt darauf ab, Menschen auf der Grundlage eigener Erfahrung einfühlend verstehen zu können. Es geht darum, das nachzuvollziehen, was der andere denkt, fühlt und tut und worüber er sich sprachlich und nonverbal mitteilt. Das Ergebnis dieses Nacherlebens ist eine persönliche, subjektive Einschätzung, ein hermeneutisches Verstehen.

Zum zweiten können Menschen systematisch beobachtet und standardisiert befragt werden im Hinblick auf bestimmte Eigenschaften, die zum Beispiel auf Symptome oder Diagnosen hinweisen. Voraussetzung ist ein breiter Konsens über krankheitswertige Auffälligkeiten (z.B. ICD oder DSM). Auf diese Weise können, unter Umständen mit Unterstützung von Selbsteinschätzungsbögen, Persönlichkeitsdimensionen eingeschätzt oder klinische Bilder diagnostisch erfasst werden.

Ein weiterer Ansatz ist bemüht, Menschen zu interpretieren, d.h. Aspekte ihres Verhaltens und Erlebens auf dem Hintergrund von konsensfähigen Modellen – z.B. von psychodynamischen oder lernpsychologischen Persönlichkeitsmodellen – oder empirisch geprüften Theorien zu erklären. Das erfordert spezielle Kenntnisse von Konzepten und Instrumenten sowie eine nachprüfbare Übereinstimmung mit anderen Untersuchern.

Historisch stand lange die Alternative von Verstehen und Erklären im Vordergrund. Der wissenschaftliche Disput über diese Grundsätze reicht weit ins 19. Jahrhundert zurück. Heute stützt man sich vorzugsweise auf erklärende Modelle, wobei sich freilich unterschiedliche Interessengruppen für verschiedene Systeme stark machen. Die Pharmaindustrie präferiert andere diagnostische Systematiken als die Psychotherapie. Für Verhaltenstherapeuten steht heute eine möglichst breite empirische Erfassung von erklärenden psychologischen Fakten im Vordergrund. Für Psychoanalytiker galt es umgekehrt als ausgemacht, dass messende Verfahren beim Menschen nicht angebracht seien. Sie betonten stets den Anspruch des Verstehens und steigerten ihn durch die Forderung, das Unbewusste des Patienten zu erfassen, das, vermittelt durch die Gegenübertragung des Therapeuten, die Übertragungsbereitschaft des Patienten und damit seine unbewusste Seite spiegelt.

Damit ist freilich die Patient-Therapeut-Dyade nach außen hermetisch abgeschlossen und nur durch das subjektive Gegenübertragungserleben des Therapeuten zugänglich. Mitunter wurden Forscher, die von diesem Paradigma abwichen, wie zum Beispiel Säuglingsforscher, die Mutter-Kind-Interaktionen untersuchten, »als Leute bezeichnet, die versuchen, die psychoanalytische Theorie zu zerstören« (Green 2000). Andere, eher gesundheits- und sozialpolitisch ausgerichtete Psychoanalytiker betonten die Notwendigkeit einer empirischen Fundierung auch im Bereich der analytischen Therapie. So hat Annemarie Dührssen bereits in den 1970er-Jahren anhand der von ihr konzeptualisierten »Dynamischen Psychotherapie« die Unterschiede von analytischen und tiefenpsychologischen Ansätzen sorgfältig beschrieben und darüber hinaus dieses Verfahren empirisch fundiert (vgl. Kap. 1.4). Viele sind ihr auf diesem Wege gefolgt. Auch die Operationalisierte Psychodynamische Diagnostik (OPD) ließ keinen Zweifel daran, dass ihre Konzepte empirisch begründet sein müssen. Das ist in großem Umfang für die OPD-Konzepte und die OPD-basierten Instrumente geschehen, was allerdings von manchen Psychoanalytikern noch immer als »positivistisch« und damit unanalytisch abgelehnt wird (Mertens 2012).

Die auf das Psychische ausgerichteten methodischen Ansätze – einfühlen, verstehen, systematisch beobachten und konzeptuell erklären – als Grundlagen therapeutischen Handelns müssen heute durch einen weiteren Zugang ergänzt werden. Zunehmendes Gewicht bekommen jene Ansätze, die ausdrücklich Aspekte des Psychischen mit dem des Körperlichen verknüpfen. Über den Gesichtspunkt der Leiblichkeit des Menschen, das körperliche In-der-Welt-Sein wurde schon immer philosophiert. Psychotherapeutisch ging es um die Frage, wie seelisches Befinden körperlich zum Ausdruck kommt oder wie aus körperlichen Symptomen auf psychische Konflikte geschlossen werden kann. Über beides konnten nur Mutmaßungen geäußert werden. Nahe liegend war es, den Einfluss der Emotionalität (speziell von emotionalem Stress) auf Körpervorgänge zu untersuchen (z. B. Cannons »Physiologie der Emotionen«, die er erstmals 1915 veröffentlichte, oder F. Dunbars »Mind and Body« aus den 1940er-Jahren). Erst die enormen Fortschritte im Verständnis physiologischer Prozesse und vor allem neurobiologischer Strukturen und Funktionen konnten dazu beitragen, die Lücke (zumindest ansatzweise) zu schließen, die bis dahin zwischen dem subjektiven seelischen Erleben und den objektivierbaren somatischen, vor allem neurobiologischen Prozessen offen geblieben war und die häufig spekulativ fantasievoll überbrückt wurde.

Schon Freud hatte als Neurowissenschaftler seiner Epoche nach Lösungen für die offensichtlichen Probleme gesucht, diesen Weg aber aufgegeben, weil sich die Grundlagenforschung dieser Disziplin damals noch zu sehr in den Anfängen befand. Es hat bis zum Ende des 20. Jahrhunderts gedauert, ehe eine neurobiologische Forschung ihre Verfahren (z. B. Bildgebung) und laborklinische Methoden so weit entwickelt hatte, dass daraus humanwissenschaftlich relevante Modelle abgeleitet werden konnten. Heute stehen wir an einem Punkt, an dem das bio-psycho-soziale Erklärungsmodell dergestalt ausgearbeitet wurde, dass daraus diagnostische Konsequenzen gezogen werden können (als »neuroscience based diagnostics«, welche z.B. frühe Lebensbelastungen berücksichtigen). Sie haben sich allmählich vom Verständnis der Emotionalität und der interpersonellen Prozesse zu den differenzierten Aspekten des Selbst, der Kognition und Mentalisierung weiterentwickelt. Aus der sehr umfangreichen Literatur seien nur einige populäre Beispiele genannt: »Gehirn, Psyche und Körper« von J.C. Rüegg (2011, 5. Aufl.); »Neurobiologie und Psychotherapie« (Juckel & Edel 2014); »Fühlen, Denken, Handeln. Wie das Gehirn unser Denken steuert« von G. Roth (2001).

Ein konkretes Beispiel für das dadurch veränderte Störungsverständnis und für innovative therapeutische Ansätze zeigt sich z.B. in der Schmerztherapie. Die psychotherapeutische Behandlung der Schmerzstörung galt lange Zeit als schwierige, fast unmögliche Aufgabe. Den Durchbruch brachte die Erkenntnis, dass early life stress, d.h. frühe Beziehungsstörungen, speziell die fehlende Ausbildung einer sicheren Bindung, eine Disposition für die Entwicklung der somatoformen Schmerzstörung darstellen und dass sich psychotherapeutische Bemühungen darauf ausrichten müssen. An diesen Forschungen zur Schmerzstörung waren auch viele Psychosomatiker beteiligt. Genannt sei hier z.B. U.T. Egle, der über Jahrzehnte hinweg an dieser Entwicklung mitgearbeitet hat (Egle & Zentgraf 2016: »Psychosomatische Schmerztherapie«; Egle et al. 2016: »Sexueller Missbrauch, Misshandlung, Vernachlässigung. Erkennung, Therapie und Prävention der Folgen früher Stresserfahrungen«).

Als weiteres Beispiel seien die persönlichkeitsstrukturellen Störungen erwähnt, mit denen sich Kapitel 4 ausführlich beschäftigen wird. Hier gibt es eine lange Tradition psychoanalytischer Überlegungen zum Thema der frühen Beziehungen und ihrer Störung, die wir bei persönlichkeitsgestörten Patienten beobachten. Eine Fülle von entwicklungspsychologischen Untersuchungen hat in den 70er- bis 90er-Jahren das System »Baby – versorgende Umwelt« studiert und dabei Aufbau und Funktionen der frühen Beziehung und die Auswirkungen ihrer Störungen zu verstehen gelehrt. Die OPD hat später in ihrer abgestuften Beschreibung und Gewichtung dieser Störungen valide diagnostische Instrumente geschaffen. Die Arbeiten von Fonagy et al. (2002) haben die Prozesse der Affektregulierung und Mentalisierung in der frühen Beziehung und Persönlichkeitsentwicklung sichtbar gemacht. Schließlich haben G. Roth und andere die neurobiologischen Aspekte der frühen Entwicklung untersucht und gezeigt, dass die biologische Speicherung von frühen Defiziterfahrungen in basalen Zentren liegt, zu denen es keinen erinnernden Zugang gibt (Roth & Strüber 2014). Folglich müssen die darauf bezogenen therapeutischen Konzepte (wie z.B. Strukturbezogene Psychotherapie) darauf verzichten, bei strukturell gestörten Patienten Einfälle, Erinnerungen, Selbstreflexionen etc. zu erwarten, über die sie (aus neurobiologischen Gründen) nicht verfügen. Stattdessen gilt es, diese dem Patienten nicht verfügbaren Fähigkeiten so lange durch eine Hilfs-Ich-Funktion des Therapeuten zu ersetzen, bis der Patient selbst einen Zugang dazu eröffnen kann (Rudolf 2004b).

1.3 Wie viel psychoanalytische Fundierung benötigt die TP?

Es wäre nun zu fragen, wie das Selbstverständnis der Tiefenpsychologie heute aussieht. Die meisten tiefenpsychologischen Weiterbildungseinrichtungen sind im Gefolge des Psychotherapeutengesetzes entstanden, d. h. sie bilden überwiegend jüngere Psychologinnen und Psychologen (keine Ärzte) aus. Diese jungen Leute sind verständlicherweise beruflich und finanziell noch nicht stabilisiert und bemühen sich mit Praktikumsstellen und Jobs einigermaßen über die Runden zu kommen. Sie sind daran interessiert, die Ausbildung in relativ kurzer Zeit abzuschließen. So wird hier verständlicherweise alles kompakter und in einem kürzeren Zeitraum als in der analytischen Ausbildung vermittelt: die Theorie- und Praxisseminare, vor allem aber auch die Selbsterfahrung. Daraus erklärt es sich, dass dort, wo die Psychoanalytiker Wert darauf legen, eine »psychoanalytische Identität« zu entwickeln, bei den Tiefenpsychologen eher ein nüchterneres Berufsverständnis mit relativ wenig Selbstidealisierung spürbar wird. Die angedeutete Polarisierung bringt es mit sich, dass die so ausgebildeten Tiefenpsychologen (und auch die Ärzte, die den Therapietitel zusammen mit dem psychiatrischen Facharzt erwerben) meist nicht sehr psychoanalytisch identifiziert sind und ihre Tätigkeit eher als etwas Eigenes verstehen wollen. In ihrem Bemühen um Emanzipation aus analytischer Bevormundung tendieren tiefenpsychologische Gruppen gelegentlich dazu, eigene Konzepte und Techniken und lokale Leitfiguren in den Vordergrund zu stellen.

Eine Darstellung der tiefenpsychologischen Therapie, die von einem erfahrenen Psychoanalytiker stammt (Körner 2016) lässt deutliche psychoanalytische Akzentuierungen erkennen. Für ihn ist das Ziel, das Unbewusste bewusst zu machen, ein zentrales Anliegen aller psychodynamischen Verfahren. Konsequenterweise beantwortet er die Frage, wie die unbewusste Dynamik zum Gegenstand der Behandlung werden kann, durch den Hinweis auf die Arbeit »an und in der Übertragung«. Hierzu gehören auch die klassische Deutung (Widerstandsdeutung, Übertragungsdeutung) und ihre Vorbereitung durch Klarifikation und Konfrontation. Als zentrales Geschehen wird das »Zustandekommen eines therapeutischen Prozesses« mit den darin erkennbar werdenden Aspekten des Unbewussten betrachtet. Es gibt allerdings unter Psychoanalytikern keine Einigkeit darüber, wie genau dieser analytische Prozess beschrieben, erfasst und eingeschätzt werden kann. Begriffe wie Störung, Krankheit, Besserung gelten vielen als besonders ungeeignet.

Annemarie Sandler zum Beispiel, eine in Deutschland sehr angesehene englische Psychoanalytikerin, spricht darüber, dass in ihrem Heimatland England kaum jemand in der Bevölkerung von Psychoanalyse gehört habe (Sandler 2006). Dort aber, wo in Ausbildungsinstituten Psychoanalysen durchgeführt werden, geschehe das zeitlich unbegrenzt mit 4–5 Wochenstunden privat finanziert durch den Analysanden. Zugleich äußert sie sich besorgt über die deutsche Psychoanalyse, die unter dem Druck stehe, der Krankenkasse innerhalb von nur 300 Sitzungen ein gutes Ergebnis präsentieren zu müssen. Eine Ergebnisbeurteilung am

Ende der Psychoanalyse sei nach ihrer Meinung ohnehin nicht möglich. 300 Stunden könnten nicht mehr als der Anfang einer Psychoanalyse sein. Sandler versteht sich im Unterschied zu jenen, die »angewandte Psychoanalyse« praktizieren, als »Psychoanalytikerin, die an den unermesslichen Wert glaubt, den die Entdeckungen von Freud und seinen Nachfolgern bis heute haben«. Man ahnt, dass diese Position – eine klassische Psychoanalytikerin sein – eine Faszination für manche Therapeuten darstellt, die sich mehr oder weniger erfolgreich mit den Alltagsproblemen von Patienten auseinandersetzen und sich nach der Zugehörigkeit zu einer besonderen Gemeinschaft sehnen.

Vor diesem Hintergrund erscheint es wenig empfehlenswert, in der TP-Ausbildung typisch psychoanalytische Überzeugungen als Grundlage tiefenpsychologischen Handelns anzubieten. Sie müssen in etwas übersetzt werden, das tiefenpsychologisch verständlich und integrierbar ist. Tiefenpsychologische Therapeuten sind keine Kurzzeit-Psychoanalytiker, sondern etwas Eigenes und etwas Anderes. Auch die in diesem Zusammenhang von Körner erwähnte »Deutungshoheit« des Psychoanalytikers gegenüber seinem Patienten, abgeleitet aus der Selbsterfahrung der Lehranalyse, ist in Zweifel zu ziehen. Heutzutage kann kein Mensch mehr ernsthaft eine Deutungshoheit gegenüber einem anderen beanspruchen.

Die Aufgabe der vergleichsweise kurzen Selbsterfahrung in der TP ist es nicht, eine analytische Identität aufzubauen, sondern eine Erfahrung zu vermitteln, wie Psychotherapie aus der Perspektive des Patienten erlebt wird. (Deshalb heißt es Selbsterfahrung und nicht Lehranalyse.) Das schließt vor allem die Einsicht ein, dass die bei Patienten zu beobachtenden Beziehungskonflikte, Lebensprobleme und Symptombildungen auch den Therapeuten nicht fremd sind und dass diese – hoffentlich – durch tiefenpsychologische Interventionen geklärt und positiv beeinflusst werden konnten. Wenn Tiefenpsychologen allerdings eine viele Jahre dauernde Lehranalyse absolvieren, kann das in ein Dilemma führen. Die Therapeuten müssen den Anspruch vertreten, ihren Patienten in 25–100 Sitzungen helfen zu können, während bei ihnen selbst in der Regel nach vielen hundert Sitzungen analytischer Selbsterfahrung noch manches offen geblieben ist. Eine verfahrensspezifische Selbsterfahrung erscheint daher durchaus zweckmäßig, da andernfalls die in der Lehranalyse entstehende emotionale Bindung und Idealisierungstendenz einem anderen als dem eigenen Verfahren gilt. Diese Überlegungen betreffen auch die analytischen Kinder- und Jugendlichenpsychotherapeuten, die häufig tiefenpsychologisch arbeiten, sich aber aufgrund ihrer Lehranalyse um eine psychoanalytische Identität bemühen – ohne allerdings in dieser Bemühung von den Psychoanalytikern als gleichberechtigt anerkannt zu werden.

Das Thema der psychotherapeutischen Identität habe ich an anderer Stelle ausführlich diskutiert und Lösungsvorschläge gemacht (Stichwort »gute Therapeuten statt richtiger Identität«), die die Entfaltung der Persönlichkeit in den Vordergrund stellen und nicht die von Standesverbänden zuerkannte Gruppenidentität (Rudolf 2016b). Eine ausgewogene Darstellung des Tiefenpsychologischen vor dem Hintergrund der psychoanalytisch-psychodynamischen Erfahrung gibt Hoffmann (2017).

1.4 Exkurs: Annemarie Dührssens Beitrag zur Ausgestaltung der Tiefenpsychologisch fundierten Psychotherapie

Die 1967 eingeführte Richtlinienpsychotherapie hatte neben der, nunmehr auf 240–300 Sitzungen begrenzten Analytischen Psychotherapie eine noch wenig definierte, als tiefenpsychologisch bezeichnete Behandlung vorgeschlagen. Eine der ersten inhaltlichen Ausarbeitungen einer tiefenpsychologischen Psychotherapie erfolgte durch A. Dührssen zwischen 1972 und 1988 in einer Reihe von Veröffentlichungen zu einer Therapieform, die sie als »Dynamische Psychotherapie« bezeichnete. In diesem Manual des tiefenpsychologischen Vorgehens beschreibt sie den dialogischen Charakter dieses Verfahrens, das sich einerseits um ein vertieftes biografisches Selbstverständnis der Patienten bemüht, andererseits dem Hier und Jetzt der aktuellen Beziehungskonflikte und psychosozialen Probleme des Patienten besondere Aufmerksamkeit schenkt.

Da ich von 1970–1985 mit A. Dührssen im AOK-Institut Berlin und in der Universitätsabteilung zusammenarbeitete, ist mir diese Art des psychotherapeutischen Arbeitens sehr vertraut. In ihrem Buch »Analytische Psychotherapie in Theorie, Praxis und Ergebnissen« (1972) nimmt die Beschreibung der Dynamischen Psychotherapie einen breiten Raum ein, 1988 erfährt sie unter dem Titel »Dynamische Psychotherapie. Ein Leitfaden für den tiefenpsychologisch orientierten Umgang mit Patienten« eine ausführliche Darstellung. In einer vorausgegangenen katamnestischen Untersuchung (1986) hatte Dührssen zeigen können, dass die tiefenpsychologisch behandelten Patienten – verglichen mit Patienten der Analytischen Psychotherapie und Gruppenpsychotherapie – einerseits den höchsten Wert biografischer Belastungen aufwiesen und zum anderen die deutlichsten Besserungsquoten bezüglich Depressivität, Angst, Insuffizienz- und Schuldgefühlen zeigten. Außerdem ließ sich an dieser Population der Befund früherer Untersuchungen bestätigen, dass sich Krankenhausaufenthalte und Arbeitsunfähigkeitstage im Fünfjahreszeitraum nach der Behandlung, verglichen mit den fünf Jahren zuvor, signifikant reduzierten. Eine sehr klare Darstellung des Verfahrens und seiner therapeutischen Logik gibt U. Rüger (2016a) in einem Buch, das wir zu Dührssens 100. Geburtstag herausgaben (Rudolf & Rüger 2016).

Zu jener Zeit wurde die Behandlungsfrequenz der TP relativ flexibel gehandhabt, in der Regel wurde ein Termin pro Woche vereinbart, manche Patienten kamen aber auch nur alle 2–4 Wochen oder nach Vereinbarung. Die praktischen Auswirkungen konnte ich selbst erleben: Mit Einführung dieser Behandlungsform war es möglich, in der psychotherapeutischen Ambulanz anstatt 10–12 analytisch behandelten Patienten ca. 40 Patienten tiefenpsychologisch zu behandeln. Die niederfrequenten Termine und freie Verabredungen ermöglichten auch werktätigen Patienten eine Psychotherapie. Hingegen waren die in der Analytischen Psychotherapie üblichen drei festen Termine pro Woche nur für beruflich unabhängige oder gar nicht berufstätige Patienten (typischerweise Hausfrauen und Studenten) realisierbar.

Da zu jener Zeit in der Arbeitsgruppe Dührssens zahlreiche analytische und tiefenpsychologische Therapieverläufe transkribiert wurden, konnten wir auch die unterschiedlichen Sprech- und Verlaufsmuster beider Verfahren herausarbeiten (Dührssen et al. 1974). Dazu untersuchten wir die Transkripte von je elf Sitzungen analytischer und tiefenpsychologischer Psychotherapie (d. h. 22 Leitz-Ordner Texte) im Hinblick auf das formale Sprechverhalten und therapeutische Inhalte. Die analytischen Therapien (auf der Couch) erstreckten sich über 150–200 Sitzungen in einer Frequenz von drei Wochenstunden. Dynamische Psychotherapien fanden im Gegenübersitzen statt, mit einer Gesamtstundenzahl von 30–50 Sitzungen und in einer Frequenz von einer Stunde pro Woche bis zu einer Stunde pro Monat. Interessant waren bereits die formalen Unterschiede: Die elf untersuchten analytischen Sitzungen enthielten 47 631 Wörter, die elf Dynamischen Psychotherapien hingegen 85 923, d. h. in den Dynamischen Psychotherapien wird fortlaufend geredet, etwa wie in einer Normalsituation oder einer Erzählung, während die analytischen Sitzungen auch durch Schweigepausen gekennzeichnet sind. Zudem ist der Redeanteil der Analytiker mit 15 % der in einer Sitzung gesprochenen Wörter (im Schnitt 675 Worte pro Sitzung) relativ niedrig verglichen mit der Dynamischen Psychotherapie mit 22 % Redeanteil der Therapeutin[2] (durchschnittlich 1731 Wörter pro Sitzung). Während die Sprachaktivität der Therapeuten in der Dynamischen Psychotherapie in anfänglichen und späteren Sitzungen gleich ist (jeweils ca. 22 % des Gesprochenen), verändert sich die der Psychoanalytiker (von anfangs 9 % zu 17 % am Ende der Behandlung).

Die vorab von uns definierten 14 sprachinhaltlichen Kategorien (Symptomatik, Beziehungspersonen, Triebbedürfnisse, Gefühle) zeigten bei den Patienten-Äußerungen in der Dynamischen Psychotherapie signifikant mehr Beschreibungen von eigenen Gefühlen und im Bereich der Triebbedürfnisse signifikant mehr orale und aggressive Themen. Bei den analytischen Patienten fanden sich häufiger Äußerungen von Symptom-Angst und Themen des Geltungsbedürfnisses. Wir diskutierten damals die Vermutung, die Unterschiede seien durch das Setting bedingt, später wurde aber auch deutlich, dass den zwei Behandlungstypen unterschiedliche Patienten zugewiesen werden.

Dührssens Entwurf einer Dynamischen Psychotherapie war eng verknüpft mit einer Diagnostik, die die lebensgeschichtlichen Erfahrungen des Patienten einbezog. Bereits in ihrem Buch »Analytische Psychotherapie – Theorie, Praxis, Ergebnisse« (1972) hatte sie die biografische Anamnese in den Mittelpunkt des Diagnostikkapitels gestellt. 1981 fasste sie das Thema der biografischen Anamnese nochmals monografisch zusammen (Neuauflage 2011, herausgegeben von Rudolf und Rüger).

---

2 In diesem Buch schreiben wir nicht jedes Mal »Therapeutin oder Therapeut«, »Patientin oder Patient«, sondern wir benutzen beide Geschlechtsformen abwechselnd und meinen dabei jeweils sowohl weibliche als auch männliche Personen.

In unserer Einleitung zur Neuauflage heißt es: »Biografie und speziell Autobiografie ist der Versuch von Menschen, ihrem Lebensgang Schlüssigkeit, Kontingenz und Sinn zuzuschreiben, das gilt auch für erlittene Krankheiten. Der Biografieforscher und speziell der Psychotherapeut schauen von außen auf diesen Vorgang, wie ein Leben sich ereignet und wie das erlebende Subjekt sich das Geschehen erklärt und es verarbeitet. Sie stehen vor der Aufgabe, diese beiden Perspektiven zu verknüpfen – die subjektive Sicht des Patienten und die objektivierbaren Ereignisse seines Lebens, d. h. die Bedeutungen, die der Patient ihnen zuschreibt, und die harten Fakten im geschichtlichen Ablauf der sozialen Realität. Aufgabe des Psychotherapeuten ist es, diese beiden Elemente zusammenzuführen und ihnen ihrerseits auf der Grundlage der psychodynamischen Persönlichkeits- und Krankheitstheorie eine Bedeutung zuzuschreiben. Dieser Vorgang bildet den Kern der psychodynamischen Fall-Formulierung« (Rudolf & Rüger 2011, S. 3).

Hinsichtlich der Schwierigkeiten mancher Therapeuten mit dem Verständnis der Biografie, sei daran erinnert, dass die biografische Anamnese, so wie Dührssen sie beschreibt, primär das Ziel hat, die konkreten sozialen Lebensbedingungen und bedeutsamen Lebensentwicklungen im Hinblick daraufhin zu betrachten, welche Bedeutung der Patient dem Geschehen gibt. Es gilt, wie in den Geisteswissenschaften, einen Strukturzusammenhang zwischen der Erinnerung an faktische Geschehnisse und der heutigen Bedeutungsgebung herzustellen.

In dieser Verflechtung der Biografie mit der heute erlebten inneren Welt vermag der Patient eine Sinnstruktur, eine Interpretation seines Lebens zu erstellen (Rüger 2009). Damit muss sich die Therapie ständig beschäftigen und auseinandersetzen. Es wird darum gehen, die Ereignisse, so wie sie waren, zu verstehen, zu akzeptieren und zu bewältigen. Insbesondere aber wird es die Aufgabe der Behandlung sein, sich mit der bis heute nachwirkenden emotionalen Bedeutung der Ereignisse auseinanderzusetzen.

Später wurden in der Arbeitsgruppe Dührssen, fortgeführt durch K. Lieberz, auch Methoden entwickelt, um das Ausmaß der biografischen Belastungen (Risiko-Index) und deren Zusammenhang mit der Schwere der Störung zu ermitteln (Lieberz 2016). Mit der Entwicklung Strukturbezogener Psychotherapie verschob sich der Akzent des Biografieverständnisses nochmals in Richtung auf eine Objektivierung der frühen Lebensumstände. Hier geht es zunächst nicht um das Erleben des Patienten (für das es bei frühen Geschehnissen keine Erinnerung gibt), sondern um die Einschätzung der Entwicklungsbedingungen, wenn etwa der Aufbau der frühen Bindungs- und Beziehungserfahrung durch körperliche Erkrankungen, schmerzhafte medizinische Maßnahmen oder soziale Katastrophen hochgradig belastet war. So schlägt mittlerweile die Beschäftigung mit der Biografie einen weiten Bogen von den objektivierbaren Fakten (die neurobiologisch gespeichert sind) bis zu den subjektiven Bedeutungen, die erinnert oder abgewehrt werden und die das heutige Erleben stark mitbestimmen. An beiden Polen spielt das Thema des Sozialen eine wichtige Rolle, sodass wir das Dührssen gewidmete Buch unter das Motto »Psychotherapie in sozialer Verantwortung« gestellt haben.

Mit der Neuregelung des Gutachterverfahrens 2016 geht auch eine Kürzung des Berichts zum Antrag einher. Die Reduzierung betrifft insbesondere den biografischen Aspekt der Persönlichkeitsentwicklung. Darin liegt ein Risiko der Art, dass das psychodynamische Verständnis der Störung nicht mehr biografisch abgeleitet und an Beispielen belegt werden kann, sondern gleichsam kurz und knapp behauptet werden muss. Die Stimmigkeit eines Berichts ist, wenn das so bleibt, dadurch schwerer einzuschätzen als früher (Rüger 2018).

1.5 Die theoretischen Grundlagen der Tiefenpsychologisch fundierten Psychotherapie

Die beiden zentralen Fragen zur Theorie der Tiefenpsychologisch fundierten Psychotherapie lauten:

- Was ist der Kern des psychodynamischen Störungsverständnisses?
- Welches tiefenpsychologische Behandlungskonzept kann daraus abgeleitet werden?

Die Störungstheorie in der Tiefenpsychologisch fundierten Psychotherapie ist psychoanalytisch begründet. Sie beschreibt, vereinfacht ausgedrückt, dass sich im Verlauf kindlicher und jugendlicher Entwicklung eine Abfolge von Reifungsschritten vollzieht, die durch die individuelle biografische Erfahrung geprägt wurde und dabei zentrale Bedürfnisse konflikthaft belastet hat (das Thema der Grundbedürfnisse und Grundkonflikte).

Die verinnerlichte Erfahrung enthält mehrere Aspekte: Die befriedigende oder frustrierende Erfahrung mit dem jeweils altersspezifischen Grundbedürfnis ist im Wesentlichen eine Beziehungserfahrung und somit auch eine emotionale Erfahrung. Positives Erleben in einem altersspezifischen Bereich macht jeweils den Weg frei für den nächsten Entwicklungsschritt. Beispiel: Ein Kind, das im ersten und zweiten Lebensjahr eine verlässliche Erfahrung bezüglich seiner Bedürfnisse nach sicherer emotionaler Verbundenheit und oraler Versorgung gemacht hat, kann im folgenden Entwicklungsschritt nun seine Autonomiebedürfnisse entfalten, in deren Rahmen die Durchsetzung des eigenen Willens, das Erleben von »ich kann selber« in den Vordergrund treten. Wenn jedoch die frühe Bindungssicherheit nicht erfahren werden konnte, bleibt lebenslang eine basale Verlustangst und eine unstillbare Bedürftigkeit nach Geborgenheit in Beziehungen erhalten, was der nachfolgend anstehenden Autonomieentwicklung hinderlich ist.

Wenn die folgenden Entwicklungsschritte der Verselbständigung und Autonomieentwicklung aus familiären Gründen nicht gefördert und nicht realisiert werden können, bleibt lebenslang eine Bereitschaft zu teils kindlich trotzigem, aggressivem, teils ängstlichem Erleben bestehen. Das erschwert wiederum den folgenden Reifungsschritt, der den Aufbau einer psychosexuell eindeutigen Identität und die Fähigkeit zu reflektierendem Denken und besonnenem Handeln mit sich bringen sollte.

Daraus wird ersichtlich, dass die verschiedenen Grundkonflikte durch unterschiedliche innere Bedürfnisspannungen und verschiedenartige emotionale Bereitschaften, d.h. durch unterschiedliche Beziehungsmuster gekennzeichnet sind. So lassen sich entlang der lebensgeschichtlichen Entwicklung verschiedene Konfliktmuster unterscheiden: ein Grundkonflikt der Nähe, ein (depressiver) Grundkonflikt der Bindung, der Grundkonflikt der Autonomie und der Grundkonflikt der Identität (Rudolf 2017, S. 114f.).

Für die psychodynamische Therapie ist es unerlässlich, eine möglichst klare Vorstellung von den verschiedenen möglichen »Mustern« vor Augen zu haben, die im Sinne der Grundkonflikte das emotionale Erleben, die Beziehungsbereitschaft und die spezifischen Bedürfnisqualitäten eines Menschen von früh an geprägt haben.

Damit ist das Gleiche gemeint, das in der traditionellen Psychoanalyse als »unbewusster Konflikt« bezeichnet wird. Die diagnostische Wahrnehmung dieser zentralen Thematik leitet sich ab aus der Beschreibung des Patienten in seiner aktuellen Lebensrealität; ferner durch die Schilderung seiner biografischen Entwicklung und Familiendynamik (die Entstehungsgeschichte seiner Muster) und – auf Seiten der Therapeutin oder des Therapeuten – aus der Wahrnehmung der therapeutischen Interaktion und ihrer Gegenübertragung (die auf das unbewusste Beziehungsangebot des Patienten spezifisch »antwortet«).

Der Begriff »Dynamik« greift dabei eine Formulierung auf, die schon Aristoteles verwendet hat *(dynamis)*, um etwas Bereitliegendes, zur Verwirklichung Drängendes zu beschreiben. Es steht im Gegensatz zu der bereits realisierten »*energeia*« (Corcilius 2017, S. LXXX). Psychodynamische Psychotherapie beschäftigt sich somit einerseits mit der bewussten Oberfläche im Erleben der Patienten (ihrer *energeia*) und versucht zugleich, die nicht bewusste Seite, die im Sinne der *dynamis* bereitliegende, andrängende, aber auch ängstlich vermiedene Seite zu erfassen. Der Spannungszustand zwischen der andrängenden Motivation (Wünsche, Bedürfnisse, Sehnsüchte, triebhaftes Verlangen) und den zugleich damit verknüpften emotionalen Erfahrungen (Freude, Angst, Ärger, Enttäuschung etc.) begründet unter Umständen Tendenzen der Vermeidung, des Nichthinsehen-Wollens, etwas das in der psychoanalytischen Theorie als »Abwehr« diskutiert wird (ein ziemlich militärischer Begriff für eine psychische Regulationsbemühung und ein mitunter heikles Thema therapeutischer Deutung, da sich ja der Patient seines Abwehrens definitionsgemäß nicht bewusst ist, während der Therapeut jedem Verhalten eine abwehrende Tendenz zuschreiben kann).

Damit ist der psychodynamische Hintergrund der Störung erkennbar geworden und ausreichend beschrieben. Für ein psychodynamisches Fallverständnis und eine Behandlungsplanung ist es für die Therapeutin zentral wichtig, zu verstehen, in welcher schwierigen aktuellen Lebenskonstellation diese von Kindheit an bestehende Thematik des Patienten nun dermaßen aktualisiert wurde, dass sie ihn aus dem psychischen Gleichgewicht geworfen hat und krankheitswertige Symptome zu Tage treten lässt. Hier gilt es, nach dem Schlüssel-Schloss-Prinzip zu suchen, d.h. nach den Ereignissen, die ganz spezifisch die innere neurotische Disposition des Patienten derart überfordert haben, dass sein inneres Gleichgewicht unter Symptombildung zusammengebrochen ist. Diese Schlüssel-Schloss-Logik macht deutlich, dass es sich häufig, aber nicht zwingend um Belastungsereignisse handelt. Es können auch positive Erfahrungen, wie z. B. beruflicher Aufstieg, neue Verliebtheit oder eine verbesserte Lebenssituation, geeignet sein, das (neurotische) innere Gleichgewicht zu destabilisieren und letztlich zusammenbrechen zu lassen.

Werfen wir zum Schluss noch einen Blick auf die Psychodynamik der strukturellen Störungen. In Kapitel 4 wird beschrieben, dass die innere Dynamik dieser Patienten durch frühe Entwicklungsdefizite gekennzeichnet ist, die sich vor allem auf die Fähigkeit zur Selbstreflexion, Selbstregulation und Beziehungsgestaltung auswirken. In der Folge spielt hier die lebenslange Entwicklung von Bewältigungsstrategien eine wichtige Rolle. Diese sind freilich nicht immer funktional, sondern zuweilen durchaus auch selbstschädigend (z. B. der Rückzug in soziale Randgruppen, ein Suchtmittelgebrauch oder das Auftreten von selbstschädigendem und selbstverletzendem Verhalten). Psychodynamisch schlüssig ist die Tatsache, dass symptomauslösend für strukturelle Störungen häufig Lebensschwellen sind, die ein Weiterleben in den bisher bewährten Rückzugsräumen nicht länger möglich machen und den Patienten gleichsam an eine ihm fremde Lebenswelt ausliefern (z. B. Abitur als Notwendigkeit sich nun selbstständig in einer Ausbildungswelt in fremder Umgebung zu bewähren, während zuvor ein Abtauchen in der Primärfamilie möglich war).

Nachdem im Vorausgehenden das psychodynamische Konzept der krankheitswertigen Störung umrissen wurde, sei abschließend das psychodynamische Behandlungskonzept andeutungsweise beschrieben (im Detail beschäftigen sich fast alle folgenden Kapitel damit).

Die psychodynamische Therapeutin ist keine Psychoexpertin, die für jede Störung eine im übertragenen Sinne spezielle Pille, eine spezielle Selbstverbesserungstechnik oder geeignete Versatzstücke von Weltanschauungen bereithält. Die Therapeutin fungiert als ein zwar wohlwollendes, aber zurückhaltendes Gegenüber, das dem Patienten anbietet, sich ihr mitzuteilen, sodass beide gemeinsam auf die Erfahrungen des Patienten schauen und sich darüber Gedanken machen können. Unter dieser Voraussetzung bleibt es nicht aus, dass der Patient der Therapeutin Beziehungsangebote macht, die für seine Persönlichkeit typisch sind, seien sie problematischer oder hoffnungsvoll sehnsüchtiger Art (der Aspekt der Übertragung). Im Unterschied zur Analytischen Psychotherapie wird die Therapeutin zwar ihre Gegenübertragungseindrücke diagnostisch nutzen, um die Situation des Patienten besser zu verstehen, aber das eigentliche Übertragungsgeschehen nicht deuten und durcharbeiten. Es genügt, dass der Patient mit seiner Beziehungsbereitschaft sichtbar geworden ist und seine biografischen Beziehungserfahrungen damit verknüpft werden können. Es gilt zu verstehen, wie er die Welt sieht, mit welchen Gefühlen und Bedürfnissen er sich typischerweise in Beziehungen begibt und welche für ihn typischen Erfahrungen er dabei macht. Therapeutisch wird es darum gehen, seine Kompetenzen zu stützen, aber vor allem seine dysfunktionalen Muster im Kontext seiner lebensgeschichtlichen Erfahrungen sichtbar zu machen. Die in der OPD beschriebenen Konflikte liefern eine Typologie dieser Muster im Erwachsenenleben. Daraus gilt es, gemeinsam einen Themenschwerpunkt (Fokus) zu vereinbaren.

Diese konflikthaften Muster sichtbar zu machen, ist wichtig, aber therapeutisch entscheidend ist das Durcharbeiten, d. h. der gemeinsame Versuch zu verstehen, warum jemand an einem problematischen emotionalen Beziehungsmuster festhält, welcher ursprünglichen Beziehungserfahrung er »treu« anhängt, obwohl er sich damit selbst schadet und das Leben schwer macht. Das therapeutische Ziel ist es letztlich, gemeinsam die Spannung zwischen der *dynamis* (dem noch Ungelebten) und der *energeia* (dem im Leben Verwirklichten) zu verstehen und dieses Gleichgewicht zugunsten der eigenen Entwicklungsmöglichkeiten zu verändern. Mehr und mehr gilt es dabei gegen Ende der Therapie, den Patienten in seiner Verantwortlichkeit, die er für sein Leben und sein Handeln hat, zu fördern und zu fordern. TP verfolgt im Unterschied zur AP, die das Verstehen betont, konkrete fokussierte Ziele der veränderten Einstellung und Handlungskonsequenzen. Das unproduktive Gegenteil dazu würden persistierende Opferüberzeugungen und Wiedergutmachungsansprüche des Patienten bilden, die ein leidensreiches und klagsames Leben perpetuieren können.

Bisher wurde das tiefenpsychologische Vorgehen weitgehend unabhängig von speziellen Störungen diskutiert. An dieser Stelle, wo vorwiegend von konfliktneurotischen Störungen die Rede ist, gilt es freilich auch auf störungsspezifische therapeutische Ausgestaltungen hinzuweisen. Sie betreffen zum Beispiel verschiedene Formen der Angststörung, wie sie in universitären stationären Einrichtungen manualisiert behandelt und beforscht werden (Hoffmann 2016; Leichsenring & Salzer 2014; Leichsenring et al. 2015; Subic-Wrana et al. 2012). Ferner geht es um Essstörungen (Friedrich et al. 2014) oder um ältere Patienten (Peters 2017a, b)

1.6 Die TP im Rahmen der Richtlinienpsychotherapie

Vor rund 50 Jahren wurden die psychodynamischen Therapieformen AP und TP in einer vertraglichen Festlegung als Krankenkassenleistungen definiert (vgl. Rüger 2016b). Das ist ein bemerkenswerter Vorgang insofern, als hier eine sozialpolitische Entscheidung nicht nur die Kostenübernahme geregelt, sondern zugleich auch die Behandlungen inhaltlich und formal definiert hat.

Üblicherweise ist es Sache von wissenschaftlichen Fachgesellschaften, den state of the art eines theoretischen Konzepts und einer therapeutischen Methode in einem klinischen Bereich so überzeugend zu begründen, dass sie künftig im gesundheitlichen Versorgungssystem akzeptiert und finanziert werden. Das ist natürlich immer auch eine politische Entscheidung und die Anerkennung seelischer Krankheiten und psychotherapeutischer Behandlungsnotwendigkeit im Rahmen des Gesundheitssystems war eine explizit gesundheitspolitische Entscheidung. Sie bestätigte, dass es jenseits der schweren körperlichen und psychiatrischen Erkrankungen auch krankheitswertige psychische Störungen gibt, die aus familiären und gesellschaftlichen Lebensbedingungen heraus entstanden sind und die durch Formen eines therapeutischen Gesprächs, durch eine therapeutische Beziehung, positiv beeinflusst werden können. Das ist ein humanistischer Ansatz, wie er von der Psychoanalyse seit der vorigen Jahrhundertwende vertreten wurde, und es ist kein Zufall, dass er zu einer Zeit zum Tragen kam, als man begann, sich mit den Auswirkungen des barbarisch inhumanen politischen Systems auseinanderzusetzen, das in die Katastrophe des Zweiten Weltkriegs geführt hatte.

Auch Psychotherapie ist eine Auseinandersetzung mit Geschichte, mit der das eigene Leben prägenden Familiengeschichte und mit der Sozialgeschichte der eigenen Gruppe (Rudolf 2018a). Die in jenen frühen Jahren (bis 1967) gesammelten Erfahrungen mit psychoanalytisch fundierten Behandlungen (in deren vielfältigen Variationen) konnten belegen, dass Menschen davon profitieren. Eine politisch kluge Psychoanalytikerin wie Annemarie Dührssen war imstande, dem Kaiser zu geben, was des Kaisers ist – d. h., sie bewies den Krankenkassen (immerhin war sie selber als Leiterin des Instituts für Psychogene Erkrankungen Mitarbeiterin der Krankenkasse), dass nicht nur das subjektive Leiden der psychotherapeutisch behandelten Patienten deutlich reduziert wird und krankheitswertige Symptome abklingen, sondern dass die effektiv behandelten Patienten darüber hinaus deutlich weniger Kosten durch Krankschreibung und Klinikaufenthalte verursachen (Dührssen 1962, 1964; Dührssen & Jorswieck 1965). Finanzielle Argumente werden von Kostenträgern besonders gut verstanden und so mündeten jahrelange Verhandlungen auf vielen Gremienebenen schließlich in einem Vertragswerk, das die Kostenübernahme für psychotherapeutische Behandlungen (zunächst AP und TP, später auch VT) regelte.

Der Faber-Haarstrick-Kommentar Psychotherapie-Richtlinien, der heute, 50 Jahre später, in der 11. Auflage vorliegt, definierte in vielen Details das System dieser Psychotherapien. Er liest sich heute stellenweise kompliziert, weil über Jahrzehnte hinweg immer wieder ergänzende Kommentare hinzugekommen sind, die den ursprünglichen Text modifizieren. Aber davon abgesehen enthält er im Kern so etwas wie ein kurzgefasstes Lehrbuch, das die Standards der verschiedenen Psychotherapien definiert. Die 11. Auflage (2017) lässt das besonders deutlich werden. In diesem Zusammenhang interessieren uns vor allem die beiden psychodynamischen Therapien. Mittlerweile haben die beiden psychodynamischen Verfahren AP und TP eine weitere wichtige Voraussetzung erfüllt: die wissenschaftliche Überprüfung durch den Beirat Psychotherapie bzw. den gemeinsamen Bundesausschuss. Hierbei konnten sie das Schwellenkriterium, d. h. eine ausreichende Anzahl wissenschaftlicher Studien zu effektiven Behandlungen der wichtigsten Störungsbilder, erfüllen. Im Bereich der Kinder- und Jugendlichenpsychotherapie ist diese Prüfung noch nicht abgeschlossen.

Die Ausführungen des Faber-Haarstrick-Kommentars verdeutlichen, was konkret mit dem psychodynamischen Störungskonzept und der darauf basierenden Behandlungsmethode gemeint ist. Die aktuelle 11. Auflage weist darauf hin, dass im deutschsprachigen Raum die Analytische und die Tiefenpsychologisch fundierte Psychotherapie als unterschiedliche Verfahren der gleichen theoretischen Grundorientierung unter der Sammelbezeichnung »Psychodynamische

Psychotherapie« zusammengefasst werden (S. 37). Der Begriff tiefenpsychologisch war zuvor seit den frühen Zeiten der Psychoanalyse bis in die Mitte des 20. Jahrhunderts gleichbedeutend mit psychoanalytisch verwendet worden (Rudolf 2001c). In den Richtlinien bedeutet TP eine psychoanalytisch fundierte Behandlung, die zeitlich begrenzt und inhaltlich fokussiert ist. Zur Tiefenpsychologisch fundierten Psychotherapie heißt es aktuell im Richtlinienkommentar: »Die Indikation des Verfahrens wird vom Nachweis aktuell relevanter und eingegrenzter neurotischer intrapsychischer Konfliktdynamik oder strukturell bedingter interpersoneller Konflikte und deren Symptombildung bestimmt« (2017, S. 36).

Ferner wird dort ausgeführt: »Der Zusammenhang einer auslösenden Konfliktsituation mit einer intrapsychischen, unbewussten oder strukturell bedingten interpersonellen Konfliktdynamik soll plausibel herstellbar sein (Psychodynamischer Fokus).« Das betrifft die Diagnostik. Die folgende Aussage gilt der Behandlung: »Das psychotherapeutische Vorgehen ist auf die Bearbeitung dieser Konfliktdynamik beschränkt.«

Es folgt danach eine für die Behandlung struktureller Störungen wichtige Ergänzung: »Bei Patienten mit deutlichen strukturellen Einschränkungen ist es meist nicht möglich, umschriebene intrapsychische Konflikte darzustellen, da bei diesen Patienten gerade interpersonelle Probleme (Beziehungskonflikte) im Vordergrund stehen. Tiefenpsychologisch fundierte Psychotherapie kann durchaus auch in solchen Fällen als Therapie mit begrenzter Zielsetzung bei methodischer Modifikation indiziert und erfolgversprechend sein.«

Das verweist auf eine interessante Entwicklung: Anfangs wurde der TP die Möglichkeit zugeschrieben, weniger schwere Fehlentwicklungen in begrenzter Zeit zu korrigieren. Unter dem Einfluss von Psychotherapieforschung hat sich das Bild gewandelt. TP vermag gerade durch den Einsatz fokal zentrierten Vorgehens schwierige Persönlichkeitsprobleme zu bearbeiten, während es umgekehrt schwierig sein kann, eine tiefgreifende Persönlichkeitsproblematik in 300 Sitzungen Analytischer Psychotherapie übertragungszentriert zu bearbeiten. In der TP wird also nicht weniger erreicht, sondern es kann etwas Anderes erreicht werden als in der AP.

Schließlich wird die tiefenpsychologische Behandlung struktureller Störungen nochmals eigens hervorgehoben: Die Psychotherapie-Richtlinie nennt die Behandlung struktureller Störungen ausdrücklich als Indikation Tiefenpsychologisch fundierter Psychotherapie.

Wissenschaftlich anerkannt und (auch in der Versorgung) empirisch gut untersucht sind:

- Psychoanalytisch-interaktionelle Methode (PIM; Streek, Leichsenring)
- Strukturbezogene Psychotherapie (Rudolf)
- Übertragungsfokussierte Therapie (TFP; Clarkin et al.)
- Mentalisierungsbasierte Therapie (MBT; Bateman, Fonagy).

Später heißt es: »Mit der Entwicklung und großen Akzeptanz der OPD-2 fand die Strukturbezogene Psychotherapie (Rudolf) schnelle Verbreitung und Implementierung in das Behandlungsspektrum vieler Praxen mit dem Schwerpunkt tiefenpsychologisch fundierter Psychotherapie.« Und weiter: »Alle Ansätze Strukturbezogener Psychotherapie sind charakterisiert durch das fokussierend therapeutische Vorgehen, die Begrenzung regressiver Tendenzen, die größere Aktivität des Therapeuten im therapeutischen Dialog, die eher auffordernden Interventionen des Therapeuten und dem gegebenenfalls behandlungstechnisch begründeten, flexibleren Umgang mit der therapeutischen Abstinenz (einschließlich selektiver Authentizität und Prinzip Antwort)« (S. 40).

Der Richtlinien-Kommentar gibt somit eine klare Beschreibung der psychodynamischen Störungskonzepte, der psychodynamischen Diagnostik und der psychodynamischen Behandlungsansätze. Psychodynamik als theoretischer Kern des tiefenpsychologischen Krankheitsverständnisses und der tiefenpsychologischen Behandlung sollte damit deutlich geworden sein. Die folgenden Kapitel des Buches werden versuchen, die praktische Umsetzung dieses Konstrukts anschaulich zu machen.

1.7 Integration: Bereicherung oder Verwässerung?

Wenn man in Diskussionen mit Psychotherapeuten, die nicht primär verhaltenstherapeutisch oder psychodynamisch orientiert sind, fragt, wie sie abrechnen, erhält man meist die Antwort: »tiefenpsychologisch«. Wenn man über das spezielle therapeutische Vorgehen spricht, wird es häufig als »integrativ« bezeichnet.

Es ist grundsätzlich vorstellbar, dass Theorien, Konzepte, Methoden und Techniken in ein bestehendes Psychotherapiesystem »integriert« werden können. In der Regel ist jemand, der Integration befürwortet, davon überzeugt, das Bestehende werde damit erweitert, differenziert und verbessert. Das ist eine optimistische Sichtweise, die zunächst darüber hinwegtäuscht, dass zwischen dem schon Vorliegenden und dem neu Hinzukommenden auch ein Spannungsverhältnis und Abgrenzungstendenzen bestehen können. Im günstigen Falle ist eine Entwicklung in beiderseitigem Interesse möglich. Freilich haben jene, die bereits innerhalb des Systems sind, einen gewissen Heimvorteil, während jene, die hinein wollen, sich anpassen, vielleicht sogar verkleiden müssen, um nicht sofort als Fremde erkannt zu werden.

Das kann bedeuten, dass sich jedes nicht in den Richtlinien vertretene Verfahren unter tiefenpsychologischer Kennzeichnung durchführen lässt (während womöglich ganz andere Konzepte und Techniken zur Anwendung kommen). Wenn man etwa auf die große Vielzahl psychotherapeutischer Ansätze schaut, wie sie in anderen deutschsprachigen Ländern, beispielsweise in Österreich oder in der Schweiz, zur Anwendung kommen, ahnt man, was an Varianz möglich ist.

Mit dem Begriff Integration wird der Gedanke vertreten, dass neue therapeutische Bausteine in vorhandene Behandlungsformen eingefügt werden können. Grawes »Allgemeine Psychotherapie« (2005) war ein solches integratives Therapiekonzept. Heute spielt das Vorbild stationärer Einrichtungen eine wichtige Rolle, denn dort wird Wert darauf gelegt, eine große Bandbreite von therapeutischen Ansätzen anzubieten, die häufig als »integratives Konzept« bezeichnet wird. Dazu gehören neben tiefenpsychologischen und verhaltenstherapeutischen auch systemische Ansätze im Einzel- und Gruppensetting, sowie Körper- und Bewegungstherapie, Paar-Gespräche, Rollenspiele, imaginative Übungen, Entspannungstechniken, Gestaltungs- und Kunsttherapie, Musiktherapie. Die Erfahrung der stationären Therapie zeigt, dass es durchaus wirkungsvoll sein kann, die meist schwer und chronisch belasteten Patienten auf solchen unterschiedlichen Ebenen anzusprechen, weil der einzelne Patient größere Chancen hat, ein Medium zu finden (z. B. Sprache, Körper, Gestaltung) oder ein Setting (Einzel-, Paar-, Gruppen-Therapie), über das er Zugang zu seiner Problematik findet.

Allerdings lässt sich dieses Modell nicht eins zu eins auf die psychotherapeutische Praxis übertragen. Dort beschränken sich die meisten Therapeuten auf wenige Settingformen und Interventionstypen. Freilich kann man aus Behandlungsberichten oder Supervisionserfahrungen entnehmen, dass Therapeuten immer wieder eine Technik hineinnehmen, die ihnen besonders wirksam erscheint oder aktuell in Mode gekommen ist. Manchmal ist es auch das, was in einem Institut schon seit jeher (vor den Zeiten des Psychotherapeutengesetzes) gelehrt und gelebt wurde. Therapeuten, welche die Integration bestimmter therapeutischer Elemente befürworten, tun das meist nicht beiläufig spielerisch, sondern mit großem Ernst und starker Überzeugung. Man spürt, dass es ihnen aus persönlichen Gründen sehr wichtig ist.

Eine interessante Beobachtung lässt sich zuweilen in Supervisionen machen, wenn man gemeinsam darüber nachdenkt, an welchem Punkt der Behandlung die Therapeutin ihre psychodynamische Linie des Verstehens und der Neuorientierung verlässt und der Patientin stattdessen beispielsweise eine »Übung« anbietet. Es ist nicht selten eine unbehagliche Situation: Der Patientin geht es nicht gut, die Therapeutin versteht nicht recht warum und fühlt sich gedrängt, der Patientin etwas Gutes zu tun. »Dann mache ich EMDR«, sagt eine Therapeutin – oder »ich mache mit ihr eine Entspannungsübung, damit sie sich wenigstens körperlich wohler fühlt«. Was der Therapeutin in diesem Moment schwer fällt, ist ihre Aufmerksamkeit auf die Gegenübertragung zu richten: Was signalisiert mir die Patientin? Sie signalisiert: »Mir geht es nicht gut, aber du tust nicht genug für mich«, mit anderen Worten, sie macht der Therapeutin – atmosphärisch und ohne Worte – ein schlechtes Gewissen.

Eine aufdeckende Therapie hätte die Chance, diese von der Patientin nicht gewagte und doch spürbare Anklage entgegenzunehmen und sie zu einem therapeutischen Thema zu machen (wem gilt dieser Vorwurf ursprünglich in der biografischen Erfahrung und warum darf er nicht deutlicher verbalisiert werden?), anstatt sie durch eine wohltuende Übung zuzudecken. (Anmerkung: Als ganz junger Therapeut war auch ich stolz auf meine »Psycho-Kunststücke«, die ich in Fortbildungen gelernt hatte. Das legte sich aber in dem Maße, als ich verstehen lernte, was sich innerhalb des TP-Verfahrens, wenn man sich ein wenig mehr an die Tiefe heranwagt, bewirken lässt.) Vielleicht liegt hier auch ein Problem der verordneten jährlichen Fortbildungen, dass sie sich zwangsläufig zu einem Markt der bunten Psychoprodukte entwickelt haben. Valide empirische Studien über die Kombination und Integration von therapeutischen Ansätzen gibt es ohnehin nur sehr wenige. Zumindest wäre jeweils konzeptuell zu klären, wie verschiedene Therapieelemente zusammenspielen: Wie wirkt sich das zu integrierende Element auf die therapeutische Beziehung aus, speziell auf die Ausgestaltung der Übertragungsbeziehung und auf die Zielsetzungen der therapeutischen Arbeit? Vor allem gilt es zu bedenken, wie sich zum Beispiel affektmobilisierende Techniken auf Patienten mit eingeschränktem Strukturniveau auswirken (Rudolf & Rüger 2012).

Wie viele integrierte Elemente verträgt ein Therapieverfahren? Wie groß darf die Varianz dessen sein, was als »tiefenpsychologisch fundiert« bestätigt werden kann? Dabei zeigt sich in den Berichten zum Antrag als Problem weniger das zusätzlich Eingefügte als vielmehr der Mangel an psychodynamischen Grundlagen, sowohl in der Diagnostik als auch in der therapeutischen Haltung. Wir werden daher in den folgenden Kapiteln immer wieder diskutieren, wie aktuelle diagnostische Eindrücke vor dem Hintergrund biografischer Erfahrungen des Patienten psychodynamisch interpretiert und therapeutisch so bearbeitet werden können, dass dem Patienten eine Änderung seiner pathogenen Einstellungen möglich wird. Allgemein tröstende, bestätigende, ermutigende, übende Interventionen mögen dem Patienten wohltuend sein solange sie angewendet werden, reichen aber nicht aus, um eine Veränderung von pathogenen Überzeugungen oder strukturellen Defiziten zu ermöglichen.

Ein spezielles Problem der Integration stellt sich bei der Traumatherapie. Hier wurde EMDR als spezielle Technik zur Behandlung Posttraumatischer Belastungsstörungen im Rahmen von psychodynamischen Therapien anerkannt. Es hat sich daraus jedoch so etwas wie eine Bewegung mit eigenen Grundüberzeugungen entwickelt. Nicht selten kommen Patientinnen aus Klinikbehandlungen mit der Überzeugung: »Ich bin traumatisiert.« Ihre Erwartung ist es, dass ambulante Behandlungen mit spezifischen Traumatherapien fortfahren und nicht wenige Therapeutinnen, die inzwischen EMDR-Kurse und Traumaseminare absolviert und daraus eine Identität als Traumatherapeuten abgeleitet haben, machen solche ganz speziellen Angebote. Aus der Sicht eines Außenstehenden (z. B. des Gutachters) erschließt es sich zuweilen nicht, wieso es sich bei einer allgemeinen Lebensproblematik oder auch bei einer schweren psychiatrischen Störung um eine Traumatisierung und Traumafolgestörung handeln sollte. Traumafolgestörungen sind schwer zu diagnostizieren, aber besonders problematische Situationen entstehen dort, wo Patienten und Therapeuten in einer unverbrüchlich geteilten Überzeugung gleichsam eine Kollusion bilden und gemeinsam gegen den verständnislosen Rest der Welt ankämpfen.

Vielleicht muss man akzeptieren, dass ein jedes TP-Institut eine eigene Kultur, eine Mischung von therapeutischen Ansätzen vertritt, die neben dem psychodynamischen Prinzip vertreten werden. Wichtig wäre es freilich, dass es dabei tatsächlich um die prognostisch aussichtsreiche Behandlung krankheitswertiger Störungen geht, nicht um Beratung, allgemeine Unterstützung in Fragen der Lebensgestaltung, Partnerschaft, Kommunikation, Kindererziehung, d. h. um eine allgemeine Psychologisierung des Lebensalltags.

Die damit verbundenen Probleme deuten sich bereits an: Wer zu einer Therapeutin möchte, benötigt eine Diagnose und die wiederum bekommt er von der Therapeutin. Wenn dann eine Krankenkasse eine Auswertung ihrer Daten vornimmt, findet sie erstaunlich hohe Quoten von Depressionen bei jüngeren Menschen. So titelte die FAZ (23.2.2018, S. 19): »Jeder vierte Jüngere hat psychische Probleme. Angststörungen, Panikattacken und Depressionen breiten sich aus, zeigt eine Studie der Barmer Ersatzkasse. Immer öfter trifft es Studenten.« Tatsächlich handelt es sich aber nicht um eine wissenschaftlich epidemiologische Studie, sondern um die Auswertung von Abrechnungsdaten der ambulanten Versorgung in einer einzelnen Krankenkasse, d.h. es geht um die Häufigkeit verwendeter Diagnosen (in der Psychotherapie), nicht um die epidemiologische Prävalenz einer Störung (und letztlich geht es um die anfallenden Kosten). Stimmig dazu wird der Vorstandsvorsitzende der Kasse zitiert: »Nicht in jeder schlechten Phase benötigt man gleich eine Psychotherapie.« Und es heißt weiter, stattdessen könne die Krankenkasse durch niedrigschwellige Angebote helfen, psychische Krankheiten von vornherein zu verhindern. (Das ist freilich eine Illusion.)

Hier deutet sich ein Problem an, das vor allem in großen Städten schon unübersehbar ist: Je mehr Therapeuten praktizieren, desto mehr Kranke scheint es zu geben, die Psychotherapie suchen. Das sollte nicht nur die Krankenkassen beunruhigen. Die grundsätzliche Diskussion über die Abgrenzung von Krankheit und Gesundheit und über die notwendigen Behandlungen kann nicht allein mit wirtschaftlichen oder berufspolitischen Argumenten geführt werden, sie setzt die Klärung wissenschaftlicher und nicht zuletzt gesellschaftspolitischer Fragen voraus.

1.8 Zur Situation der Tiefenpsychologisch fundierten Kinder- und Jugendlichenpsychotherapie

Eine interessante Rolle im Blick auf das Thema psychoanalytisch vs. tiefenpsychologisch spielt die Entwicklung der Kinder- und Jugendlichenpsychotherapie. In dem Elend der Nachkriegszeit gab es überall viele sozial schwache und vaterlose Familien, sodass die Jugendämter Mühe hatten, die zahlreichen psychisch auffälligen und sozial entgleisten Kinder und Jugendlichen in Heimen zu versorgen. Damals engagierten sich Psychoanalytikerinnen wie Anna Freud in London oder Annemarie Dührssen in Berlin für eine bessere Qualifikation der Heimerzieherinnen und für die Entwicklung spezieller kindertherapeutischer Kompetenzen bei Angehörigen sozialer Berufe. Dabei hat sich Frau Dührssen bereits früh in der Zusammenarbeit mit Gleichgesinnten (z.B. W. Schwidder in Göttingen) für die Arbeit mit Kindern und Jugendlichen engagiert, sie hat Zeitschriften begründet, Studien durchgeführt und Bücher veröffentlicht, die jahrzehntelang den fachlichen Standard bildeten (vgl. Rudolf & Rüger 2015).

Besonders interessant ist die Tatsache, dass Frau Dührssen aus ihrer therapeutischen Erfahrung mit Elterngesprächen im Rahmen der Kindertherapie die Behandlungsprinzipien für ihre »Dynamische Psychotherapie« bei Erwachsenen ableitete; diese Behandlungsform wurde später ein erstes Modell der Tiefenpsychologisch fundierten Psychotherapie.

Für die Berliner Situation jener Zeit gilt, dass die staatliche Förderung dieser Therapeutenausbildung zunächst das Ziel hatte, die Qualifikation von Erzieherinnen und Sozialarbeiterinnen in öffentlichen Einrichtungen zu verbessern, indem diese zu »Psychagogen« ausgebildet wurden. Tatsächlich verschob sich aber das Interesse der Weiterbildungssuchenden und die fachlichen und finanziellen Möglichkeiten des Instituts wurden mehr und mehr genutzt, um die analytisch psychotherapeutische Ausbildung von Ärzten, Psychologen und Angehörigen sozialer Berufe zu finanzieren, die dann auf privater Basis erwachsene Patienten behandelten, ehe später die krankenkassenfinanzierte Psychotherapie eingeführt wurde.

Zur Geschichte der analytischen Kinder- und Jugendlichenpsychotherapie gehört es also, dass ursprünglich Angehörige sozialer Berufe, die mit Kindern und Jugendlichen zu tun hatten (z. B. Sozialarbeiter), von Psychoanalytikern (z. B. Ärzten und Psychologen) ausgebildet wurden (die möglicherweise wenig kindertherapeutische Erfahrung hatten). So ist bis heute eine gewisse Asymmetrie geblieben, in der Psychoanalytiker auf die Kindertherapeuten herabblicken und die Kindertherapeuten zur Psychoanalyse emporschauen, in der historische Vertreterinnen einer klassischen Kinderanalyse wie zum Beispiel Melanie Klein als Vorbild gelten. Dabei spielt die Verpflichtung zu einer in der Regel ziemlich langen Lehranalyse eine wichtige Rolle für die Sozialisation der Kindertherapeuten. Wenn die analytischen Kindertherapeuten sich nun entschließen, auch für tiefenpsychologische Behandlungen auszubilden, dann geschieht das womöglich in der Einschätzung, eine Therapie zweiter Wahl anzubieten, obwohl die vergleichsweise seltenen empirischen Forschungen vorwiegend auf der Grundlage von tiefenpsychologischen Behandlungen und OPD-KJ-Instrumenten durchgeführt wurden (Seiffge-Krenke et al. 2014). Auch kann man sich in Supervisionen immer wieder davon überzeugen, dass das tiefenpsychologische Vorgehen zum Beispiel bei schwer gestörten Jugendlichen sehr viel zweckmäßiger und effektiver ist als eine traditionell analytische Behandlung, ganz zu schweigen von der Mitbehandlung der Eltern, die tiefenpsychologisch fokal durchgeführt mehr Entwicklungschancen bietet als eine nicht näher definierte »analytische Elternarbeit« oder gar die völlige Abstinenz gegenüber den Eltern.

So findet sich in der Kinder- und Jugendlichenpsychotherapie praktisch ein breites Anwendungsfeld für tiefenpsychologische Behandlungen, da mittlerweile ein großer Teil der therapiesuchenden Patienten massive Störungen aufweist, die nicht selten bereits stationär kinderpsychiatrisch vorbehandelt sind. Es geht dabei um vielgestaltige Störungen des Sozialverhaltens und der Emotionen (die nach dem 18. Lebensjahr meist Persönlichkeitsstörungen genannt werden), aber auch um schwere Essstörungen und Suchtmittelgebrauch. Die Einbeziehung der OPD-Diagnostik lässt bei diesen Patienten häufig erhebliche Strukturdefizite erkennen, sodass die Indikation zu einer strukturbezogenen Therapieform zweckmäßig erscheint. Diese erweist sich mit ihrem entwicklungsfördernden, gleichsam edukativen Ansatz besonders geeignet, die defizitären Fähigkeiten der

Selbstregulation und Beziehungsgestaltung sowie das häufig selbstschädigende Verhalten zu beeinflussen. Manche jüngere Therapeuten zeigen dabei ein großes Geschick, therapeutisch mit strukturell edukativen Ansätzen zu beginnen (die unter Umständen an vorausgegangene VT anknüpfen) und abschließend auf psychoanalytischem Wege das Selbstverständnis und die Beziehungsgestaltung ihrer Patienten zu entwickeln.

Zu einer besonderen Situation der Kinder- und Jugendlichenpsychotherapie gehört die niederfrequente begleitende Behandlung der Eltern. Sie erfordert eine Quadratur des Kreises: Aus berufspolitischen Gründen dürfen Kinder- und Jugendlichentherapeuten keine Erwachsenen behandeln. Also bemüht man sich für den therapeutischen Umgang mit den Eltern, neutrale Formulierungen wie »begleitende Elternarbeit« zu verwenden. Das kann aber nicht darüber hinwegtäuschen, dass diese Elternkontakte eine eminent wichtige familiendynamische Funktion besitzen und es sich dabei häufig um eine fokaltherapeutische Bearbeitung von massiven neurotischen oder persönlichkeitsstrukturellen Problemen der Eltern bzw. der Familie handelt. Durch solche Interventionen wird die Entwicklungssituation der Kinder und Jugendlichen häufig sehr verbessert.

Kindertherapeuten müssen somit ihr therapeutisches Instrument auf mehreren Manualen spielen können: Eines, das sich konkret auf die Kinder und Jugendlichen auswirkt; ein weiteres, das das Elternpaar bzw. die einzelnen Eltern-Personen erreicht, und ein drittes, das die Dynamik der Gesamtfamilie und zwar möglichst in einer Mehrgenerationenperspektive einbezieht. Auf jeder dieser drei Ebenen können entweder mehr konflikthafte Beziehungsaspekte oder mehr strukturelle Ansätze therapeutisch beeinflusst werden. Das ist ein hoher Anspruch für eine Profession, die es aus der Sicht mancher Erwachsenentherapeuten mit kleinen Patienten und kleinen Problemen zu tun hat, sodass ein Begriff wie »Spieltherapie« letztlich die Verniedlichung ihrer gesellschaftlich sehr verantwortlichen Aufgabe bedeutet.

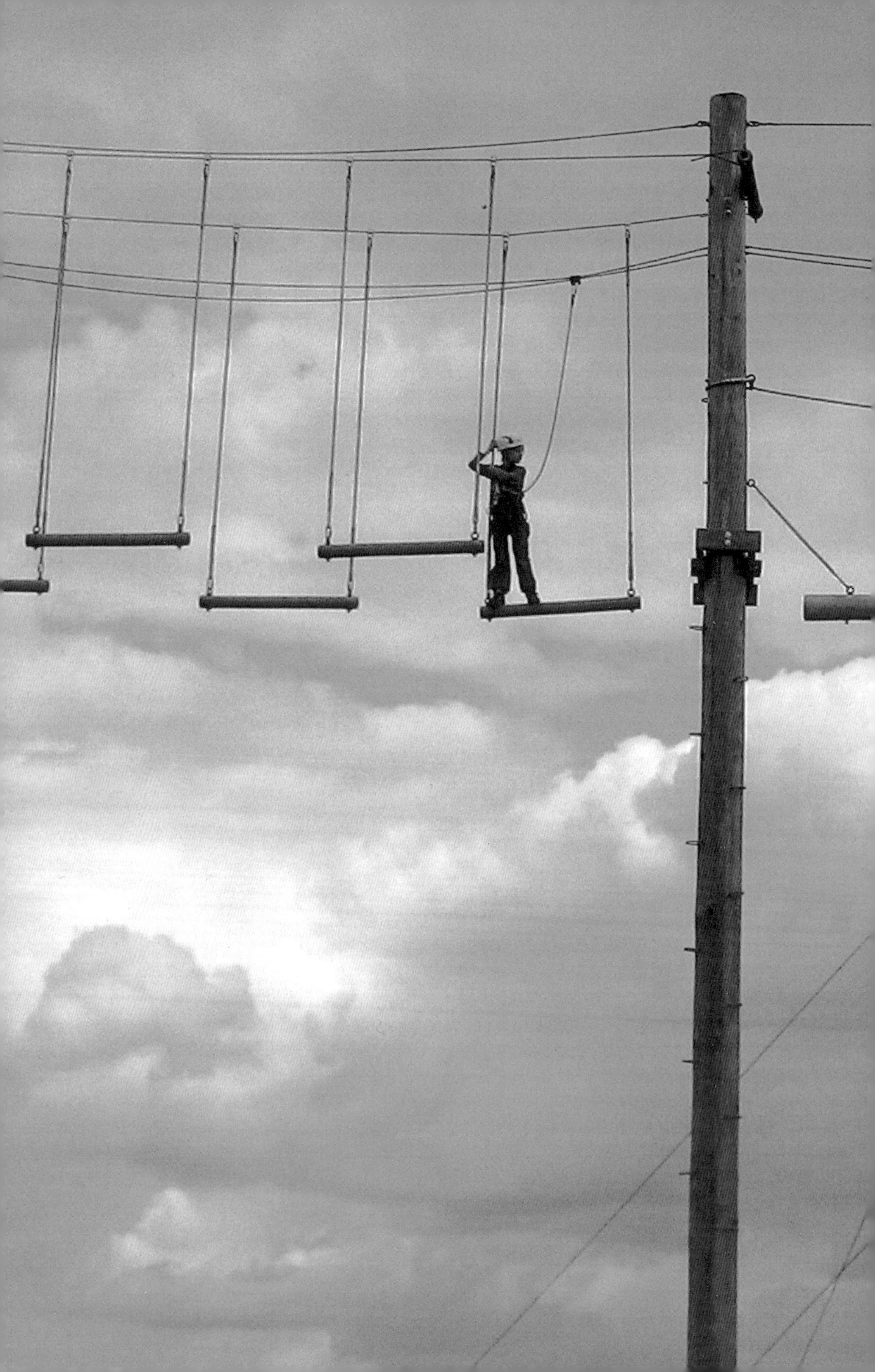

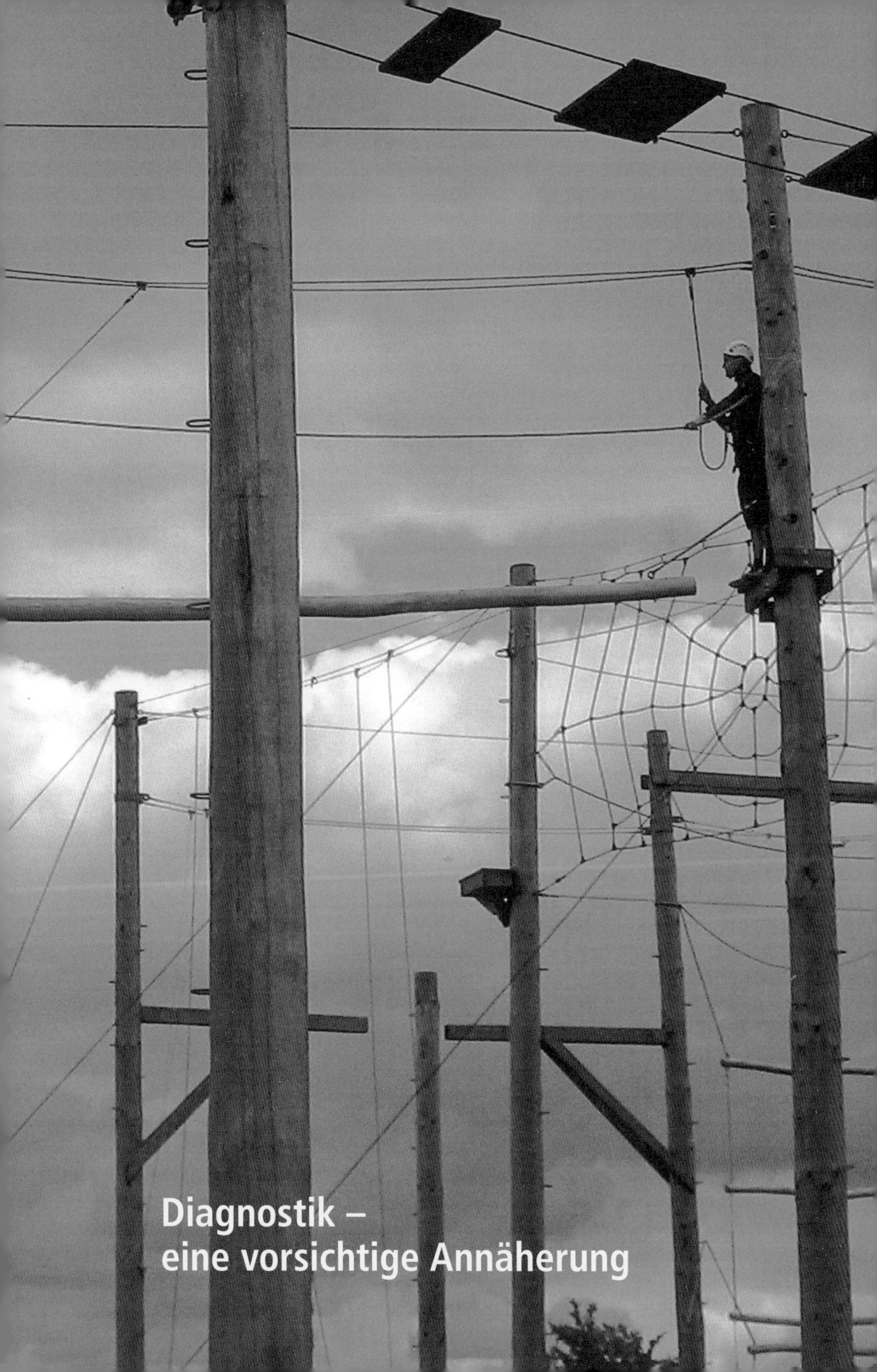

Diagnostik – eine vorsichtige Annäherung

2 Prinzipien der psychodynamischen Diagnostik

2.1 Die Begegnung mit dem Patienten

Die diagnostische Situation beinhaltet die Begegnung mit einem bis dahin fremden Menschen, der wegen seiner Beschwerden oder Lebensprobleme die Praxis, Ambulanz oder Klinik aufsucht. Die Tatsache, dass er sich dazu entschlossen hat, ist für ihn von großer Bedeutung. Möglicherweise hat er lange gezögert oder schon vieles versucht – Kontakte zum Hausarzt, Medikamenteneinnahme, unter Umständen Klinikaufenthalte – und folgt nun einer Empfehlung, sich an diese Adresse zu wenden. Man darf davon ausgehen, dass er unter großer Anspannung steht, die sich aus Erwartungen und Befürchtungen zusammensetzt. Er hat etwas zu beklagen bezüglich seiner Probleme und Symptome, aber oft auch im Hinblick auf vergebliche Versuche, diese zu überwinden oder Hilfe zu finden. Er setzt Hoffnungen auf diese Begegnung, ist aber womöglich auch voller Zweifel und Skepsis.

Im Zusammenhang mit der Diagnostik stellt sich, ähnlich wie in der Therapie, die Frage nach der geeigneten Haltung. Es wäre ein Missverständnis, anzunehmen, psychodynamische Diagnostik bedeute für den Untersucher, sich von Anfang an mit Theorie zu wappnen und zu prüfen, wo sie überall anwendbar wird. Das Gegenteil ist empfehlenswert, nämlich eine möglichst große Offenheit für die Persönlichkeit des Patienten, für seine emotionale Ausstrahlung, für seine sprachlichen und szenischen Mitteilungen zu haben. Im Vordergrund stehen die Fragen:

- Wer mag dieser Mensch sein, der mir gegenübersitzt?
- Was beschäftigt ihn in seinem Denken und Empfinden?
- Wie hat sein Leben ihn geprägt?
- Was erwartet er von anderen Menschen, zum Beispiel von mir?
- Was löst er in mir aus?

Erst nachdem diese Fragen geklärt werden konnten, stellt sich die Aufgabe der psychodynamischen Konzeptualisierung, d. h. der theoriegeleiteten Interpretation: Welche Beziehungsdynamik wird in dem Verhalten des Patienten spürbar, welche Konfliktdynamik liegt möglicherweise dahinter, welche Abwehrdynamik wird erkennbar, welche biografische Entwicklungsdynamik liegt dem zugrunde, wo spiegelt sich alles das in seinem Übertragungsangebot und in meiner Gegenübertragungsreaktion?

Die psychodynamischen Konzepte bieten Möglichkeiten an, das Erleben, Verhalten, die Symptombildung des Patienten zu interpretieren. Freilich ist jede solche Konzeptualisierung zunächst ein Erklärungsversuch, kein »diagnostisches

Urteil«. Der Erklärungsversuch kann im Verlauf des Kontakts ergänzt, revidiert und neu formuliert werden.

So ist es eine erste therapeutische Aufgabe, sich in die spezielle emotionale Situation des Patienten einzufühlen, in seine Mischung aus Zuversicht und Hoffnungslosigkeit, verknüpft mit idealisierenden Erwartungen, verbunden mit dem Wunsch, sich hier alles von der Seele reden zu können, aber auch in der Hoffnung, hier Zustimmung für die eigene Sichtweise zu finden. Es ist Sache der Therapeutin, initial eine Atmosphäre zu schaffen, die eine Bereitschaft anbietet, die Klage im weitesten Sinne entgegenzunehmen und sich darüber hinaus mit der Lösung der angesprochenen Probleme zu beschäftigen.

Mit dem Entschluss, jemanden aufzusuchen und um Rat und Hilfe nachzufragen, hat der Patient einen ersten wichtigen Schritt vollzogen, um seine Situation zu verändern. Der erste Schritt des Therapeuten ist ein menschlicher, indem er eine emotionale Beziehung herstellt. Der zweite Schritt ist ein professioneller: Es gilt, einen Überblick über die Situation des Patienten zu gewinnen, über sein gesundheitliches Befinden, seine Beziehungen zu anderen Menschen, seine soziale Lage, seine persönliche Entwicklung unter den historischen und sozialen Bedingungen seiner Biografie, seine Stärken und seine Verletzlichkeit, die äußeren Veränderungen und Belastungserfahrungen seines aktuellen Lebens.

2.2 Annäherung durch Verstehen

Was ist die zentrale Aufgabe von Psychotherapeuten, wenn sie einem bis dahin fremden Menschen für jeweils eine knappe Stunde begegnen? Es sind Menschen, denen es aktuell nicht gut geht und die Zustände, wie zum Beispiel depressiv ängstliche Verstimmungen, körperliche Anspannung oder Erschöpfung, gescheiterte Beziehungen etc. aus eigener Kraft nicht überwinden können. Sie sind an der Grenze ihrer Belastbarkeit angekommen, vielleicht sind sie auch im Rahmen einer Krise darüber hinaus geraten. Was die Therapeuten hier, vor allem in den diagnostischen Sitzungen, aber auch in anfänglichen Therapien, sehen, hören, erleben ist zunächst amorph, schwer verständlich, beunruhigend, vielleicht auch deprimierend, verwirrend und unklar bezüglich der Hintergründe.

In einer solchen Situation ist es hilfreich, sich seiner beruflichen Rolle zu erinnern und entsprechend zu handeln. Ein junger Arzt zum Beispiel, der in der Klinik Nachtdienst hat und zu einem neu eingelieferten Patienten kommt, wird durch seinen weißen Kittel daran erinnert, dass er der zuständige Arzt ist, obwohl er sich fachlich noch keineswegs kompetent fühlt. Dann wird er auf das zurückgreifen, was er gelernt hat und eine vorgeschriebene Reihe von Schritten tun: kurze anamnestische Angaben über das Beschwerdebild und Vorerkrankungen, orientierende körperliche Untersuchung mit Blick auf Vitalfunktionen im Bereich Bewusstsein, Herzkreislauf, Atmung, Wahrnehmung, Bewegung, danach Blutentnahme bezüglich der wichtigsten Laborparameter, gegebenenfalls bildgebende Untersuchungen.

Auch für eine junge Psychotherapeutin ist es ähnlich wichtig, eine solche Routine zur aktuellen Abklärung der Situation verfügbar zu haben. Sie wird nicht als Erstes sagen »erzählen Sie mir etwas aus Ihrer Kindheit«, sondern sie wird nach den aktuellen Beschwerden fragen. Sie wird auch versuchen, einen Eindruck zu gewinnen von dem aktuellen Bewusstseinszustand, dem Denkvermögen, der Erinnerungsfähigkeit, der affektiven Verfassung, sich ferner über aktuelle körperliche Beeinträchtigungen, Medikamenteneinnahmen, gegebenenfalls Drogengebrauch einen Überblick verschaffen. Das heißt, sie wird aktuelle körperliche, hirnorganische, psychiatrische Erkrankungen und Intoxikationen ausschließen, ehe sie sich auf die weitere Klärung des psychischen Erlebens konzentriert.

Dem psychischen Erleben nähert sie sich an, indem sie den Patienten bittet, von sich und seiner Situation zu erzählen. So gewinnt sie Narrative, die sie inhaltlich untersuchen kann, vielleicht in der Logik der OPD: Wie schildert der Patient sich selbst, wie beschreibt er andere Personen? Dabei wird zugleich spürbar, wie der Patient sich verhält, ohne es selbst bewusst zu bemerken. Und nicht zuletzt wird für die Therapeutin, wenn sie darauf achtet, erkennbar, wie ihre eigene Gegenübertragung auf die bewussten Äußerungen und unbewussten Einstellungen des Patienten reagiert.

Zur diagnostischen Routine der Therapeutin gehört es, solche Teilbefunde innerlich festzuhalten und sie als Bausteine für einen Entwurf der Psychodynamik zu sammeln – eine Psychodynamik, die möglicherweise in eine andere Richtung weist als die bewussten Überzeugungen der Patienten es tun. Da geht es ihr wie dem jungen Arzt, der zu verstehen beginnt, dass der chronische Husten des älteren Patienten nicht von einer Lungenentzündung kommt, wie dieser angenommen hatte, sondern durch die Insuffizienz einer Herzklappe bedingt ist. In der Medizin ist dieser Vorgang, dass die konzeptuelle Erklärung der Symptomatik eine andere ist als der Patient vermutet hatte, ziemlich häufig. Die Patienten akzeptieren in der Regel, dass therapeutisch rasch umgeschwenkt wird (»Morgen verlegen wir Sie in die kardiologische Klinik«). In der Psychotherapie ist es ähnlich, das heißt, in der Tiefe der Psyche laufen andere Prozesse ab als auf der bewussten Oberfläche bisher vermutet wurden, aber für diese Veränderung der therapeutischen Zielsetzung muss der Patient erst vorsichtig gewonnen werden.

Der Richtungswechsel wird dadurch möglich, dass der Patient nach und nach die Entstehungsgeschichte seiner dysfunktionalen Einstellung und Verhaltensmuster zu verstehen lernt. Freilich muss auch hier die Therapeutin vorausgehen und dem Patienten helfen, eine Vorstellung von den biografischen Entwicklungsbedingungen zu gewinnen.

Fallbeispiel

Ein Patient zeigt eine übergroße Bereitschaft, für alle in seiner Familie Verantwortung zu übernehmen, was ihn zunehmend überfordert hat, zumal er in dem Gefühl lebt, er kann es niemanden recht machen, es ist niemand da, der es ihm seine Bemühungen dankt und niemand, der für ihn zuständig ist. Er versinkt in depressiven Verstimmungen.

Im Gespräch über seine familiären Erfahrungen wird deutlich, dass die Elternfamilie durch eine Alkoholproblematik des Vaters und eine langjährige außereheliche Beziehung der

Mutter belastet war und der Patient die Aufgabe übernommen hatte, den Familienfrieden aufrechtzuerhalten und sich nach beiden Seiten hin verständnisvoll zu zeigen. Die Therapeutin würdigt diese Bemühung und kennzeichnet sie zugleich als den Patienten hoffnungslos überfordernd (und bis in sein heutiges Leben fortwirkend). Diese veränderte Sicht auf die eigenen Entwicklungsbedingungen eröffnet im Zuge vieler weiterer Sitzungen ein neues Selbstverständnis des Patienten, der nun beginnen kann, sich kritisch mit seiner aktuellen Beziehungsgestaltung auseinanderzusetzen und mit therapeutischer Unterstützung anfängt, nach neuen Lösungen seiner alten, d. h. biografisch verankerten Probleme zu suchen.

2.3 Diagnostik als interpersoneller Prozess

Psychodynamik meint das innere Spiel der Kräfte, das wir in Kapitel 1 als Zusammenwirken einer nicht bewussten *dynamis* und einer bewussten *energeia* beschrieben haben. Es handelt sich um das Zusammenspiel zwischen bewussten Oberflächenphänomenen und dahinterliegenden, weniger bewussten Strebungen (andrängende Bestrebungen, Gefühle, Triebimpulse, Fantasien, Erinnerungen), welche zugleich gewünscht und gefürchtet, beiseite gehalten oder verdrängt werden und deren Verwirklichung daher vermieden werden muss.

Im Folgenden werden wir nochmals die Teilschritte des diagnostischen Geschehens in der Interaktion von Patient und Therapeutin betrachten.

1. Der Patient erscheint, er zeigt sich, beginnt zu sprechen. Er gestaltet die Beziehung zur Therapeutin auf seine persönliche Weise.
2. Die Therapeutin schaut, sie ist bereit »aktiv zuzuhören«, sie gewinnt einen »ersten Eindruck« von der Persönlichkeit und dem Verhalten des Patienten.
3. Der Patient berichtet spontan, er klagt über etwas, über Beschwerden und belastende Ereignisse.
4. Die Therapeutin hört zu, sie nimmt die Klage des Patienten aktiv entgegen. Sie »erlebt« den Patienten und achtet auf ihr Gegenübertragungsempfinden.
5. Die Therapeutin fragt nach, sie erarbeitet ein »klinisches Bild«, einen Eindruck vom Krankheitsverlauf und von Behandlungsversuchen, vom subjektiven Krankheitsverständnis des Patienten. Ferner klärt sie den psychischen Befund ab und – nicht zu vergessen – macht sich ein Bild von der somatischen Situation im Blick auf körperliche Erkrankungen und medizinische Behandlungen.
6. Im nächsten Schritt lässt sie sich aus der aktuellen Lebensrealität berichten (Beziehungen, Familie, Ausbildung, Arbeit, Beruf, Finanzen, Soziokultur) und achtet insbesondere auf Veränderungen, die dort eingetreten sind oder anstehen.
7. Danach entwickelt sie zusammen mit dem Patienten ein Bild von seiner biografischen Entwicklungsgeschichte. Hier geht es sowohl um soziodemografische Fakten als auch um die subjektiven Bedeutungen, die der Patient den Fakten zuschreibt (bezüglich Familie, Kindheit, Jugend, Schule, Beruf, Beziehungsentwicklungen, Lebenszielen, Wertvorstellungen).

8. Die Therapeutin entwickelt psychodynamische Hypothesen zur Persönlichkeit des Patienten vor dem Hintergrund seiner biografisch prägend Erfahrungen und seiner aktuellen Lebenssituation: Welche repetitiven prägenden Muster des Erlebens werden in seinen »typischen Geschichten« erkennbar? Was ist das »für ein Mensch«?
9. Sie kann jetzt weitere Fragen stellen: Was hat den Patienten überfordert und krank werden lassen? Wie bewusst sind ihm seine problematischen Beziehungsmuster? Was weiß er selbst von seinen biografisch prägenden Erfahrungen? Sie weist den Patienten auf mögliche Zusammenhänge hin (»Kann es sein, dass Sie immer wieder …?«), um zu klären, was ihm selbst davon bewusst ist.
10. Wenn der Patient sich verstanden fühlt, weil die Therapeutin auf der richtigen Spur ist, fallen ihm womöglich weitere Beispiele ein. Es kann aber auch sein, dass er beunruhigt, erschreckt, gekränkt reagiert und die angebotenen Zusammenhänge zurückweist (vielleicht wurde seine Abwehr mobilisiert, vielleicht war das gar nicht die zutreffende Richtung).

Insgesamt hat die Therapeutin etwas über die Art der Störung erfahren, über die typische Beziehungsgestaltung des Patienten, über seine Verletzlichkeit und Kränkbarkeit, aber auch über seine Möglichkeiten der therapeutischen Zusammenarbeit oder deren eventuelle Grenzen. Darauf bezogen kann sie dem Patienten einen Behandlungsvorschlag machen und ein Fokusthema vorschlagen. Dieses therapeutische Vorgehen ist kennzeichnend für das Tiefenpsychologische und steht im Kontrast zu dem Analytischen.

Wenn bei dem Patienten eine deutliche persönlichkeitsstrukturelle Störung vorliegt (und die Therapeutin das initial nicht bemerkt), misslingt der beschriebene Versuch einer diagnostischen Annäherung und therapeutischen Verarbeitung ziemlich regelhaft. Der Grund ist, dass der Patient über diese Möglichkeiten einer Beziehungsaufnahme und über die erforderliche selbstreflexive, mentalisierende Kompetenz nicht verfügt. Wenn die Therapeutin hingegen diese Art der Störung kennt, kann sie sich gezielt darauf einstellen und die strukturelle Situation des Patienten abklären (vgl. Kap. 4.4).

Aus den beschriebenen diagnostischen Eindrücken lassen sich drei Aspekte ableiten:

- Ein allgemeines Bild des Patienten als Mensch: Wie zeigt er sich, worüber klagt er, was ist sein zentrales Thema, was stellt er in den Vordergrund und welche Gefühlsantwort löst er dadurch aus?
- Ein klinisches Bild, bestehend aus symptomwertigem Erleben und Verhaltensauffälligkeiten und deren Entwicklung im Lauf der Zeit. Wenn im ersten Bild der Mensch im Vordergrund stand, ist es jetzt der Kranke: Woran leidet er, gibt es hier Anlass zu prognostischer Besorgnis (z. B. wegen suizidaler Entwicklungen, Suchtzügen, psychosenaher Symptomatik, sozialer Desintegration)?
- Ein Entwurf der Psychodynamik in dem Versuch einer Zusammenschau der verschiedenen Teilaspekte: Welche biografisch prägenden Erfahrungen haben

die heute erkennbare Psychodynamik begründet? Wo im Leben des Patienten hat diese Psychodynamik eine krankheitswertige Störung entstehen lassen? Welche Lebensbedingungen waren symptomauslösend? Liegt der psychodynamische Akzent in einer konflikthaften Ausgestaltung der Persönlichkeit und ihres Verhaltens oder eher in einer strukturellen Störung des Persönlichkeitsaufbaus?

Wenn Berichte an den Gutachter zu Bedenken Anlass geben, dann häufig dadurch, dass sich die Diagnostik zu sehr auf den ersten allgemein deskriptiven Punkt beschränkt, während die eigentliche Expertise (Erfassung des klinischen Syndroms und Einordnung in ICD und psychodynamische Fallkonzeption) zu kurz gekommen ist.

2.4 Diagnostische Rückmeldung und Behandlungsvereinbarung

Mit den vorgenannten Punkten hat die Therapeutin ein erstes Arbeitsmodell für das Verständnis der Patientenpersönlichkeit und für ein eventuelles therapeutisches Vorgehen geschaffen. Die folgenden Sitzungen (Probatorik) dienen dazu, das Modell zu erproben, sodass die Therapeutin schließlich eine diagnostische Rückmeldung geben und einen Behandlungsvorschlag machen kann. Das ist etwas sehr Wichtiges, aber auch je nach Therapeutenpersönlichkeit individuell Gestaltetes. Die diagnostische Rückmeldung benennt – in alltagssprachlicher Formulierung – die zentrale Psychodynamik, das heißt einen Beziehungs- oder Konfliktfokus oder gegebenenfalls einen Strukturfokus.

Empfehlenswert ist es, in der diagnostischen Rückmeldung die jeweils positiven Eindrücke an den Anfang zu stellen: »Wir haben über … dies und das … ausführlich gesprochen. Ich habe Sie im Umgang mit … diesem und jenem … als sehr kompetent erlebt.« Danach folgt eine Formulierung der Symptomatik und Problematik: »Dann gibt es da auch Dinge, die Ihnen ziemlich schwer fallen und bei denen Sie immer wieder an Ihre Grenzen kommen.« Gegebenenfalls wäre auch dysfunktionales Verhalten zu benennen: »Da sind Bereiche, in denen man sich Sorgen machen müsste, wenn das so weiterginge« (z. B. bezüglich Sucht, sozialem Rückzug, Selbstschädigung). »Ich würde Ihnen vorschlagen, dass wir uns in der Behandlung besonders mit diesem Thema beschäftigen (ein Konfliktfokus oder Strukturfokus). Können Sie sich das so vorstellen?«

Wenn der Patient diese Überlegungen verstanden und akzeptiert hat, kann die Therapeutin in den folgenden Sitzungen darauf zurückkommen: »Wir hatten uns ja ein Thema vorgenommen, Sie erinnern sich, vielleicht erzählen Sie mir einfach, was Sie in der letzten Zeit damit erlebt haben.«

Tiefenpsychologisch fundierte Psychotherapie arbeitet nicht vorrangig mit freier Assoziation (das heißt nicht mit immer neuen Themen), sondern möglichst fokussiert an einem zentralen Konfliktthema oder Strukturdefizit. Die Fokussierung ist das Charakteristikum der Tiefenpsychologisch fundierten Psychotherapie. Sie bedeutet die Ausrichtung auf etwas psychodynamisch Wesentliches, das freilich im Behandlungsverlauf seine Akzente verschieben und weitere Aspekte einbeziehen kann. Im Unterschied dazu würde die Analytische Psychotherapie das Thema dann bearbeiten, wenn es in der Übertragung-Gegenübertragungs-Beziehung angekommen und deutlich geworden ist, sodass es in diesem Beziehungskontext bearbeitet werden kann.

Eine Sorge, die von Therapeuten an dieser Stelle gelegentlich geäußert wird, lautet: »Woher weiß ich, welches die wichtigen Fokuspunkte sind?« Oder »Was geschieht, wenn ich den falschen Fokus gewählt habe?« Es ist gleichsam die Sorge, man könne das Ziel der therapeutischen Reise in der falschen Himmelsrichtung suchen und komme daher nie zum gewünschten Ort. Diese Reisemetapher stammt aus der Psychoanalyse und ist in der TP wenig geeignet. Hier stellt man sich die psychodynamische Situation des Patienten eher als ein Gewebe vor, ein Netzwerk, in dem alles mit allem verknüpft ist. Der Fokusvorschlag und die Fokusverabredung bedeuten, einen oder wenige wichtige Fäden aufzugreifen, die im Gewebe dieses Lebens auf dysfunktionale Weise mit anderen Fäden verknotet sind.

Wenn es etwas gibt, das, aus psychodynamischer Sicht, therapeutisch wenig aussichtsreich ist, dann sind es durchgehend beratende, tröstende, anteilnehmende Interventionen, die wahrscheinlich für Patienten wohltuend sind, solange sie erfolgen, aber über das Behandlungsende hinaus keine nachhaltigen Veränderungen im Sinne einer inneren Umstrukturierung erwarten lassen. Wenn sich die Behandlung hingegen auf eine kurze Krisenintervention beschränkt, können derartige haltgebende Interventionen zur Überbrückung zweckmäßig sein.

2.5 Das diagnostische Gespräch: Ein Fallbeispiel

Der männliche Patient ist Anfang 40, er wirkt angestrengt, erschöpft, aber sehr diszipliniert. Er scheint bemüht, sich zusammenzunehmen, um nicht zu klagen. In der Gegenübertragung klingt Respekt an für seine Disziplin, aber auch Besorgtheit über einen Menschen, der sich schwer tut, andere seine innere Situation sehen zu lassen oder sie selbst sehen zu können.

Eine naheliegende Eröffnungsfrage könnte lauten, welche Lebensbelastungen ihn aktuell oder seit Längerem überfordern. Der Nachteil dieser Eröffnung wäre, dass der Patient vom ersten Moment an therapeutisch in die Pflicht genommen würde, Zusammenhänge zwischen seiner äußeren Situation und seinem inneren Befinden herzustellen, ohne dass er bis dahin Gelegenheit hatte, eine Klage zu äußern.

Es scheint daher eine andere Eröffnungsvariante zweckmäßiger, die ihn auf seine noch nicht geäußerten Beschwerden anspricht.

Therapeut: »Wie geht es Ihnen zur Zeit, was macht Ihnen am meisten zu schaffen?«
Der Patient äußert sich vage: »Es geht mir überhaupt nicht gut«.

Wieder klagt er nicht konkret, sondern deutet nur an. Der Therapeut wiederholt daraufhin sein Angebot.

> **Therapeut:** »Was meinen Sie konkret, wenn Sie sagen, es geht Ihnen nicht gut?«
> **Patient:** »Ich schlafe sehr schlecht, bin hellwach, wenn ich ins Bett gehe, dann sacke ich weg, schrecke hoch, bin unruhig und morgens kaputt.«
> **Therapeut:** »Ist das auch ängstigend?«
> **Patient:** »Ja, wegen dem starkem Herzklopfen.« (Auch das Angsterleben wird vom Patient zunächst weniger psychisch, sondern als Körpersymptom beschrieben.)

Das klingt, als schliefe der Patient alleine, sodass die Frage nach Partnerbeziehungen angesprochen werden könnte. Der Untersucher entscheidet sich aber, noch keine Problematik anzusprechen, sondern bei den Beschwerden zu bleiben:

> **Therapeut:** »Gibt es noch andere Beschwerden?«
> **Patient:** »Ja, es gibt noch einige, ich habe Verdauungsbeschwerden, vertrage viele Speisen nicht, habe häufig Rückenschmerzen, immer wieder auch Blasenentzündungen, naja, was man so hat.«

Wenn so viele Körperbeschwerden anklingen, stellt sich die Frage, wie das Hilfesuchverhalten des Patienten aussieht:

> **Therapeut:** »Waren Sie deswegen beim Arzt?«
> **Patient:** »Schon oft.«
> **Therapeut:** »Das klingt, als hätte es wenig gebracht.«
> **Patient:** »Naja, keine schweren Krankheiten, ich soll Medikamente nehmen, das tue ich aber möglichst nicht, davon wird man noch kränker.«

Der Therapeut hat den Eindruck, dass der Patient wenig Verständnis und Hilfe von anderen erwartet. Angesichts der zahlreichen Körperbeschwerden und wenigen Affektäußerungen denkt er an das Stichwort »Somatisierung«, das darauf hinweist, dass der Patient womöglich Schwierigkeiten im Umgang mit Emotionen hat.

> **Therapeut:** »Wie geht es Ihnen damit?«
> **Patient:** »Nicht gerade gut«
> **Therapeut:** »Wie schlimm kann denn ›nicht gerade gut‹ sein?«

Der Patient schweigt und beißt sich auf die Lippen, der Therapeut wartet ab.

> **Patient:** »Manchmal habe ich daran gedacht, Schluss zu machen, aber ich würde es natürlich nicht wirklich tun.«

Bis dahin ergibt sich umrisshaft das folgende Bild: Der Patient hat eine Reihe von somatoformen Beschwerden, im Vordergrund Schlafstörungen. Er ist deprimiert, gelegentlich bis an die Grenze der Suizidalität. Daneben klingt ein deutlicher Zug von allgemeiner Ängstlichkeit an. Bedeutsam erscheint die Tatsache, dass er alle diese Themen nicht nach außen trägt, wenig Hilfe sucht.

Den Therapeuten werden nun mehrere Fragen beschäftigen: das Beziehungserleben des Patienten, sein Selbsterleben, seine prägenden biografischen Erfahrungen und schließlich die symptomauslösende aktuelle Situation.

Dabei ergibt sich diagnostisch das folgende Bild: Der Patient beschreibt auf Befragen sein Beziehungserleben (in der Logik von OPD-Beziehungen) als ausgeprägte fürsorgliche Verpflichtung für nahe Menschen und eine eher selbstlose Einstellung. Wenig bewusst ist ihm die Tatsache, wie sehr er in dyadischen idealen Beziehungen (die er zurzeit nicht hat) Sicherheit und Versorgung sucht. Sein reales Verhältnis zu anderen Menschen ist hingegen eher von ängstlicher Vermeidung geprägt.

Das Selbsterleben: Der Patient zeigt hohe Ansprüche an sich selbst, an Verpflichtung und Verantwortung für andere, er füllt beruflich eine verantwortliche Stellung aus. Während er so nach außen ein Bild der Stärke vermittelt, ist sein inneres Erleben von Ängstlichkeit geprägt, anderen nicht zu genügen, wichtige andere zu verlieren, aber auch sich selbst nicht schützen und wehren zu können.

Die biografische Situation ist gekennzeichnet durch Personenverluste in den Familien beider Eltern und sicherheitssuchende Beziehungsgestaltung bei beiden Eltern. Diese werden als depressiv und emotional bedürftig beschrieben. Der Patient bemühte sich, »es ihnen nicht schwer zu machen« und zu einem harmonischen Familienklima beizutragen. Er war stets fleißig, leistungsorientiert und arbeitete sich beruflich als Ingenieur voran. Im weiteren Verlauf wird zu klären sein, ob die belasteten Eltern im Erleben des Patienten nicht beansprucht werden durften (depressiver Grundkonflikt) oder ob der Patient aufgrund einer ausgeprägt depressiven Symptomatik der Mutter bereits ein frühes Entwicklungsdefizit erfahren hat (struktureller Aspekt).

Die symptomauslösende Situation entstand in einer Partnerbeziehungskrise, die vor eineinhalb Jahren zur Trennung geführt hat und den Patienten in seinen idealisierenden Ansprüchen enttäuschte, die er an die Partnerin, aber auch an sich selbst gerichtet hatte. Er hatte mit 30 seine Traumfrau, eine deutlich jüngere Fitnesstrainerin (–8) geheiratet, die wegen eines Sportunfalls nicht mehr arbeiten konnte und die der Patient gleichsam elterlich versorgte. Vor knapp zwei Jahren lernte diese bei einem Kuraufenthalt einen gleichaltrigen Musiker kennen und trennte sich von ihrem Mann mit dem Hinweis, sie habe beschlossen, von nun an »am richtigen Leben teilzunehmen«. Der Patient reagierte zunächst fast gar nicht und danach immer stärker mit den beschriebenen somatoformen Beschwerden.

Im psychodynamischen Fazit lässt sich der OPD-Konflikt K3 (Versorgung versus Autarkie) mit regressiven Beziehungserwartungen und Enttäuschungsbereitschaft registrieren, der durch Vernünftigkeit und Verantwortlichkeit abgewehrt wird. Kompliziert wird die Situation durch die Tatsache, dass dem Patient auf der strukturellen Ebene die selbstreflexive Wahrnehmung von Affekten und die Kommunikation von Bedürfnissen schwer fällt, sodass seine emotionale Spannung am ehesten in Form von somatischen Beschwerden zum Ausdruck kommt und so nur auf indirekte Weise kommuniziert werden kann (OPD-Struktur: mäßig integriert).

2.6 OPD-Konflikte, Grundkonflikte, Strukturniveau

Der Vorteil einer Diagnostik nach OPD liegt darin, dass die Einschätzung von Konflikten, Beziehungsmustern und dem Strukturniveau aus dem beobachteten bzw. vom Patienten beschriebenen Erleben und Verhalten abgeleitet werden kann. Das führt dazu, dass Therapeutinnen, die sich mit diesen Operationalisierungen vertraut gemacht haben, gute Übereinstimmungen in ihrem diagnostischen Urteil erzielen können (eine anschauliche Zusammenfassung der OPD-Anwendung findet sich z. B. in Stasch, Grande, Janssen, Oberbracht, Rudolf (2016): »OPD-2 im Psychotherapie-Antrag«).

Der OPD lag daran, die tradierten psychodynamischen Konzepte möglichst klar zu beschreiben, um sie dann empirisch untersuchen zu können, was mittlerweile in großem Umfang geschehen ist. Dabei haben sich vor allem die Achsen Konflikt und Struktur gut bewährt (vgl. Doering & Hörz 2012).

Einer der Konflikte aus OPD-1 wurde in der revidierten Fassung OPD-2 (2006) umbenannt: der Autonomie-Abhängigkeits-Konflikt wurde fortan als Individuations-Abhängigkeits-Konflikt bezeichnet. Viele Therapeuten hatten auf der Grundlage der verbreiteten Ratgeberliteratur darin einen Universalkonflikt gesehen, der sich vielen Patienten zuschreiben ließ, gleichsam einen psychodynamischen Deckel, der auf alle Töpfe passte, weil er nahelegte, dass es um die ubiquitäre Konfliktspannung zwischen eigenverantwortlichem Handeln und abhängig-enger Beziehung geht. Die Berücksichtigung des Strukturniveaus hatte freilich bei diesem Konflikt einen hohen Zusammenhang mit strukturellen Defiziten gezeigt. Das heißt, es ist ein schwieriger, weil »früher Konflikt«, der durch aufdeckende Therapie kaum zu beeinflussen ist; er ist vielmehr geprägt durch strukturelle Defizite, die nicht durch deutende, sondern durch spiegelnde Interventionen bearbeitet werden sollten. Tabelle 1 fasst die OPD-Konflikte nochmals kurz zusammen.

Die operational beschriebenen OPD-Konflikte, die dem Patienten im Kern nicht bewusst sind, haben sich auf der Grundlage biografisch-lebensgeschichtlicher Erfahrungen entwickelt. Irgendwann im späteren Leben haben sie eine große innere Spannung erzeugt, diese führt unter dem Druck von äußeren Ereignissen oder schwierigen Entwicklungsaufgaben zum Zusammenbruch des Regulationssystems (der Abwehr) und zum Ausbruch von Symptomatik. Psychotherapeuten sehen solche Entwicklungen bei ihren erwachsenen Patienten. Wenn man jedoch die Erfahrungen der Kinder- und Jugendlichenpsychotherapie einbezieht, zeigt sich, dass analoge Vorgänge in der Adoleszenz, im Schulalter und auch im Kleinkindalter stattfinden. Die Vorgänge der Dekompensation können sich in jedem Lebensalter ereignen, allerdings zeigen sie unterschiedliche Ausdrucksformen. Die strikt getrennten Versorgungsbereiche von Kinder- und Jugendlichen-

Tab. 1: Die OPD-Konflikte.

Konflikt	Thema	Affekt(e)
K1 Individuation vs. Abhängigkeit	Angst vor beziehungsloser Verlorenheit versus Angst vor bedrohlicher Nähe	Affekt der existenziellen Angst
K2 Unterwerfung vs. Kontrolle	Kontrolle ausüben versus Sich-unterwerfen-Müssen	Ärger und Wut
K3 Versorgung vs. Autarkie	Wunsch nach Versorgt-werden versus Selbst-genügsamkeit	Trauer und Enttäuschung
K4 Selbstwertkonflikt	Tendenz zur Selbstideali-sierung versus Selbstent-wertung	Scham
K5 Schuldkonflikt	Übernahme von schuldhaf-ter Verantwortung versus deren strikte Abweisung	Schulderleben/Schuld-zuweisung
K6 Ödipaler Konflikt	Forcierte Männlichkeit/Weiblichkeit versus deren Verschleierung	Sexualisierung, Dramatisie-rung versus Schüchternheit
K7 Identitätskonflikt	Mangelndes Identitäts-erleben versus forcierte Identitätsübernahme	Überspielte Ich-Unsicher-heit

psychotherapie hier und Erwachsenentherapie dort haben es schwer gemacht, das Kontinuum des Geschehens zu sehen.

Was uns im Zusammenhang mit dem Konfliktverständnis von erwachsenen Patienten besonders interessiert, ist die Frage, in welchen kindlichen Entwicklungsphasen jene Konfliktthemen in die Persönlichkeit eingeschrieben wurden, die wir nun als Erwachsenentherapeuten bei unseren Patienten beobachten können. Die psychodynamische Antwort darauf ist eindeutig: Es sind die Erfahrungen der frühen, besonders prägbaren Entwicklungsphasen, die etwa zwischen der intrauterinen Entwicklung und dem Zeitpunkt der Einschulung liegen. In der psychoanalytischen Theorieentwicklung wurden die Akzente immer wieder modifiziert. Die Prägung betrifft basale Bedürfnisse, die in der älteren Psychoanalyse als Triebbedürfnisse verstanden, später als Beziehungswünsche und Affektspannungen beschrieben wurden. Die Erfahrungen mit diesen Grundbedürfnissen sind nicht einfach nur Befriedigung oder Frustration, vielmehr resultieren daraus auch grundsätzliche Überzeugungen von den eigenen Möglichkeiten des Handelns und Erlebens und grundsätzliche Überzeugungen bezogen darauf, was von den Objekten zu erwarten ist. In den aufeinanderfolgenden Entwicklungsphasen (in der älteren Psychoanalyse triebbezogen als oral, anal, genital gekennzeichnet) entsteht die Gewissheit von guten versorgenden Beziehungen (oder deren schmerzhaftem Fehlen), von der eigenen Handlungs- und Entscheidungsmöglichkeit (oder vom hilflosen Ausgeliefertsein) sowie von der eigenen psychosexuellen und sozialen Identität (oder deren Uneindeutigkeit).

So lassen sich die unterschiedlichen basalen Erfahrungen (und ihre Einschränkungen) als Grundkonflikte charakterisieren (Rudolf: »Psychotherapeutische Medizin«, 2000):

- Grundkonflikt der Nähe: hier geht es um die frühe Nähe-Distanz-Regulierung des Kindes
- Grundkonflikt der Bindung bzw. depressiver Grundkonflikt: Erleben einer sicheren Beziehungsbasis und verlässlichem Versorgtwerden
- Grundkonflikt der Autonomie: Erfahrung des Selbstseins und eigenständigen Handeln- und Denkenkönnens
- Grundkonflikt der Identität: Gewissheit einer psychosexuellen Identität in Beziehungen und in der sozialen Gemeinschaft

Es sind somit verschiedene Modi des Seins, die hier unter ausreichend günstigen Entwicklungsbedingungen entwickelt werden, oder die grundsätzlich infrage gestellt sind, was je nach Entwicklungsphase mit negativen Affekten wie Leeregefühl, Angst, Traurigkeit, Wut, Zweifel verknüpft ist.

Das, was als OPD-Konflikte am Beziehungserleben des erwachsenen Patienten und am interpersonellen Verhalten abgelesen werden kann und was bei zusätzlichen Belastungen zu typisch neurotischen Symptombildungen führt (Depression, Zwang, Angst) hat also eine lange Vorgeschichte, die bis zu den Anfängen der Persönlichkeitsentwicklung zurückreicht. Eine psychische Störung ist nicht bloß die Reaktion auf Belastungserfahrungen im Erwachsenenleben, sondern bedeutet immer die Aktualisierung einer weit in die Kindheit zurückreichenden Entwicklungsproblematik. Das ist die Begründung für die diagnostische Technik der biografischen Anamnese, die nicht einfach nur Minuspunkte der Vergangenheit sammelt, sondern die innere Entstehungsgeschichte einer menschlichen Person aus ihren zwischenmenschlichen und psychosozialen Erfahrungen ableitet. Den Zusammenhang zwischen den heute wahrnehmbaren Konflikten (im Sinne der OPD) und den biografisch erlebten Grundkonflikten (GK) beschreibt Tabelle 2.

Tab. 2: Zusammenhang zwischen heute wahrnehmbaren (OPD-)Konflikten und den Grundkonflikten.

Grundkonflikt	OPD-Konflikt
GK der Nähe (schizoid)	K1 Individuation vs. Abhängigkeit
GK der Bindung (depressiver GK)	K3 Versorgung vs. Autarkie
GK der Autonomie (zwanghaft)	K2 Kontrolle vs. Unterwerfung
GK der Identität (histrionisch)	K6 Ödipaler Konklikt, K7 Identitätskonflikt

Einen weiteren Aspekt gilt es zu beachten: Die beschriebene frühe Entwicklung der Beziehungsbedürfnisse und Affekte ist nicht die einzige Entwicklungsebene. Gleichzeitig vollzieht sich von Geburt an eine stufenweise Reifung von regulativen Funktionen, die wir als strukturelle Fähigkeiten kennzeichnen können. Sie bildet die Voraussetzung dafür, dass das neugeborene Subjekt Aufmerksamkeit und Interesse auf die Objekte richtet (Intentionalität), dass es dabei zunehmend von Lust-/Unlustaffekten geleitet wird, dass es ein inneres Bild der wichtigen Objekte errichtet und sein Interesse auf sie fokussiert (das Thema der Bindung). Diese strukturellen Fähigkeiten sind im Einzelnen in Kapitel 4 beschrieben und ebenso die Schwierigkeiten, die jemand erlebt, dessen strukturelle Funktionen sich unter ungünstigen Bedingungen nicht entfalten konnten.

Die Entwicklung der strukturellen Fähigkeiten und die Ausbildung der Grundkonflikte überlappen einander mit der Folge, dass die frühen Konflikte zugleich von strukturellen Defiziten gekennzeichnet sind, während die späteren, reiferen Konflikte auf relativ besserem Strukturniveau entstehen. Empirisch zeigt der OPD-Konflikt Individuation vs. Abhängigkeit den stärksten Zusammenhang mit einem niedrigen Strukturniveau. Versorgungs-Autarkie-Konflikte und Schuldkonflikte finden sich auf mittlerem (mäßig integriertem) Strukturniveau, während der ödipal-sexuelle Konflikt und der Unterwerfungs-Kontrolle-Konflikt strukturell relativ positiv eingeschätzt werden. Für die psychodynamische Diagnostik bedeutet das drei Aufgaben:

1. Die Erfassung des heutigen Strukturniveaus und die Identifizierung der deutlichen strukturellen Einschränkungen (das gelingt diagnostisch relativ leicht, weil es vom Patienten erfragt werden kann).
2. Die Einschätzung der OPD-Konflikte: Sie können auf der Grundlage von Beziehungsepisoden und typischen Interaktionsmustern erschlossen werden.
3. Die Erfassung der Grundkonflikte erfolgt aus der Anamnese der frühen Biografie. Das hat den Charakter einer Hypothese, abgeleitet aus den heute erkennbaren OPD-Beziehungsmustern und OPD-Konflikten, verknüpft mit den Erfahrungen des Patienten, unter welchen ganz konkreten Bedingungen er aufgewachsen ist, wie er sich weiter entwickelt hat und welche für ihn typischen Einstellungen er dabei ausbildete (A. Dührssen spricht in diesem Zusammenhang von »inneren Formeln«).

Es ist kein diagnostischer Luxus, diese verschiedenen Ebenen zu berücksichtigen, weil sie ein zunehmend deutliches Bild vermitteln von den äußeren Entstehungsbedingungen, die das Innere eines Menschen geprägt haben. Das betrifft seine Einengungen und Fixierungen auf bestimmte Beziehungsthemen, aber auch im Positiven seine lebenslang entwickelten Bewältigungsmöglichkeiten, die ihn bis heute überleben ließen. Das Wesentliche der psychodynamischen Therapie liegt für den Patienten in der therapeutisch angeleiteten Auseinandersetzung mit diesen zentralen Themen.

Tiefenpsychologisch lassen sich die Konfliktthemen aus dem aktuellen Erleben und vor dem biografischen Hintergrund bewusst machen. Ihre therapeutische Veränderung beginnt in der Konfrontation mit den zugehörigen Affekten (Angst,

Wut, Schuld, Scham etc.) und zielt auf die Veränderung der maladaptiven Verhaltensmuster/Beziehungsmuster. Analytische Psychotherapie würde stattdessen die in der Übertragung entfalteten Grundkonflikte bearbeiten. Strukturbezogene Psychotherapie fokussiert auf die Störungen des Selbsterlebens und der Beziehungsregulierung, die aus strukturellen Einschränkungen resultieren (während die Bearbeitung der »Charakterpathologie« eher zur AP passt).

Die Frage nach der Differenzialindikation zwischen AP und TP stellt sich nicht wirklich häufig. Für die meisten Psychoanalytiker ist ihr Verfahren das Eigentliche, das nur in sozialen und klinischen Problemfällen zugunsten der TP verlassen wird. Umgekehrt entfällt für die meisten TP-Therapeuten die Frage der Differenzialindikation, weil sie selten eine analytische Ausbildung abgeschlossen haben; für sie ist TP das eigentliche Verfahren. Die Vertreter beider Verfahren müssen sich bemühen, das jeweils andere Vorgehen nicht zu idealisieren (was gelegentlich in der TP vorkommt) oder zu entwerten (was zuweilen in der AP spürbar wird). Die weiter oben erwähnte ältere Beobachtung (Rudolf et al. 1987b), dass sich AP-Patienten von TP-Behandelten hinsichtlich sozialer Merkmale unterscheiden, wird auch durch Rüger und Leibing (1999) bestätigt: Unter den TP-Patienten finden sich mehr Hauptschüler und weniger Abiturienten als unter den analytisch behandelten.

Scheinbar am einfachsten haben es in der Indikationsfrage die analytischen Kinder- und Jugendlichenpsychotherapeuten: Da bei ihnen für AP und TP die gleiche Stundenzahl verfügbar ist und sie beide Therapien im gleichen Setting durchführen, verstehen sie sich selbst meist als analytisch, auch wenn sie häufig mit typisch tiefenpsychologischen Interventionen arbeiten.

2.7 Der Antrag auf Kostenübernahme

Nach abgeschlossener Diagnostik stellt sich die Frage der therapeutischen Konsequenz: Ist eine psychotherapeutische Behandlung (und in welchem Umfang) notwendig und aussichtsreich? Können sich Patientin und Therapeut für eine Zusammenarbeit über längere Zeit hinweg verabreden und sich auf ein fokales Therapiethema verständigen? (»Wenn Sie möchten, dass wir uns mit diesen Problemen, die Sie offenbar sehr belasten, beschäftigen, müssten Sie mit Ihrer Unterschrift einen Antrag an die Krankenkasse stellen und ich muss für die Kostenübernahme einen Bericht schreiben, der von einem Gutachter geprüft wird.«)

In der Tat ist es dann die Aufgabe des Gutachters, zu prüfen, ob eine krankheitswertige und behandlungsbedürftige Störung vorliegt (Notwendigkeit einer Behandlung); ob ein darauf bezogener psychodynamisch plausibler Behandlungsplan entworfen werden konnte (Zweckmäßigkeit der Behandlung) und ob eine (z. B. Tiefenpsychologisch fundierte) Psychotherapie Chancen hat, die krankheitswertige Störung zu beheben und eine Persönlichkeitsentwicklung in Gang zu setzen.

Der Bericht zum Antrag stellt den Therapeuten vor die Aufgabe, den beschriebenen Prozess der diagnostischen Klärung und psychodynamischen Behandlungsplanung so zu formulieren, dass ein externer Gutachter die Notwendigkeit, Zweckmäßigkeit und Wirtschaftlichkeit dieses Planes nachvollziehen kann. Notwendigkeit bedeutet, dass eine therapeutische Maßnahme erforderlich ist, um die Not der krankheitswertigen Störung zu wenden. Die Zweckmäßigkeit betrifft die zu erwartende therapeutische Wirksamkeit des gewählten Verfahrens. Wirtschaftlichkeit heißt, dass es gilt, dass jeweils preiswerteste Verfahren zu wählen: Eine Krisenintervention, die in 24 Sitzungen geleistet werden kann, erfordert keine 100 Sitzungen TP; ein aktualisierter Konfliktfokus, der sich in 80 Sitzungen TP bearbeiten lässt, erfordert keine analytische Langzeittherapie.

Die diagnostische Abklärung und Indikationsentscheidung betrifft, wie bisher beschrieben, folgende Punkte, die auch in dem Bericht zum Antrag erwähnt werden sollten:

1. Patientenpersönlichkeit: Erscheinungsbild, Eindruck, Verhalten, dadurch ausgelöste Gegenübertragung des Therapeuten
2. Störungsbild
   - Beschwerden, Krankheitsverständnis (subjektive Sicht der Patientin)
   - psychischer Befund (Sicht des Therapeuten)
   - somatischer Befund (medizinische Daten)
3. Aktuelle Lebenssituation: soziodemografische Daten, subjektives Erleben im Blick auf Beziehungen, Familie, Ausbildung, Arbeit, Beruf, Finanzen, Soziokultur
4. Biografische Entwicklung: soziodemografische Aspekte und subjektives Erleben bezüglich Familie, Kindheit, Jugend, Schule, Beruf, Beziehungen, Lebensziele, Wertwelten
5. Psychodynamische Einschätzung
   - frühe Entwicklungsbedingungen/Bindungserfahrungen
   - biografisch ableitbare Grundkonflikte
   - heute erkennbare Konfliktdynamik; dysfunktionale Beziehungsmuster
   - heute erkennbare strukturelle Einschränkungen; ggf. Traumatisierungen
   - Psychodynamik der symptomauslösenden Situation
6. Diagnosen: klinische Diagnose nach ICD, psychodynamischer Befund
7. Therapie
   - Psychotherapie-Indikation, Psychotherapie-Verfahren
   - Behandlungsplan, Fokusvereinbarung, therapeutische Zielsetzungen, Prognose

2.8 Exkurs Psychotherapieforschung: Prognose und Behandlungsplanung

Als A. Dührssen 1975 den neu geschaffenen Lehrstuhl für Psychotherapie und Psychosomatische Medizin am Klinikum Charlottenburg der FU Berlin übernahm, herrschte eine große Aufbruchsstimmung. Da Frau Dührssen neben dieser universitären Abteilung auch die Leitung des Instituts für Psychogene Erkrankungen der AOK Berlin behielt, verfügte sie nun über eine universitäre

Forschungsinstitution und eine traditionsreiche Praxisstätte, in der seit Jahrzehnten eine große Anzahl von Patienten untersucht und psychotherapeutisch behandelt wurden und deren Behandlung ausführlich dokumentiert wurde (Anfang der 1970er-Jahre waren das ca. 15000 Patienten).

Während sich die allgemeine psychoanalytische Diskussion mit der Frage beschäftigte, wie die Wirkung des Unbewussten im therapeutischen Geschehen zu verstehen sei, beschäftigte sich die Arbeitsgruppe Dührssen mit eher konkreten Fragen: Da in der Forschungsabteilung alle Therapien auf Video aufgezeichnet wurden, konnten Aspekte der Diagnostik, der Interventionen und der Beziehungsgestaltung im Detail studiert werden. Das lenkte unsere Aufmerksamkeit zunehmend auf Themen der therapeutischen Beziehung zwischen Patient und Therapeut.

Zunächst galt es, Beschreibungsinstrumente zu entwickeln, die psychodynamische Aspekte standardisiert erfassen konnten. Dazu wurde auf der Grundlage der Fallberichte ein Dokumentationssystem entwickelt, das klinische, anamnestische und speziell biografische Daten enthielt (Dührssen et al.1980). Das psychodynamische Modul (PSKB, Rudolf 1979) erlaubte es, anhand von 85 Items zu beschreiben, was die Patienten aus der Sicht der Therapeuten kennzeichnete und was sich im Verlauf der Behandlungen an Veränderungen registrieren ließ. Das Ziel war es zunächst, den Therapeuten ein Raster an die Hand zu geben, mit dessen Hilfe sie Patientenmerkmale und therapiebedingte Veränderungen standardisiert beschreiben konnten. Für die Eichstichprobe wurden 615 ambulante Patienten einbezogen, für die Therapieverläufe wurden 91 Patienten aus unterschiedlichen Therapien erfasst. Die Abschlusseinschätzung erfolgte jeweils unter kontrollierten Bedingungen mit zwei Interviewern. In der Auswertung wurde es möglich, die faktorenanalytischen Zusammenhänge von Befundmustern der Patienten zu identifizieren. Darin korrelierte die neurotische Symptomatik mit unterschiedlichen neurotischen Beziehungsmustern:

- Akut depressives Muster mit innerer Unruhe, Betonung von Ordentlichkeit, Pflichtbewusstsein, Überangepasstheit und Fürsorglichkeit für andere.
- Chronisch depressives Muster mit gescheiterten Beziehungen, Enttäuschungsreaktionen und Gekränktheit, Somatisierungstendenzen.
- Zwanghaftes Muster mit betonter Normalität, körpernahen Ängsten und sexuellen Schwierigkeiten.
- Ängstliches Muster mit Selbstwertzweifeln, Nachgiebigkeit und anklammernden Beziehungen.
- Depressiv-suizidales Muster mit Schwierigkeiten der sozialen Einordnung und Leistungsfähigkeit, Suchtzügen und instabilen Beziehungen.
- Quälerisch kämpferisches Muster mit fehlender Affektsteuerung, Reaktionen von Ärger und Gekränktheit.
- Muster der beeinträchtigten Kommunikation, Beziehung und Bindung, des Fremdheitserlebens und sozialen Rückzugs.

Die ersten vier Muster beschreiben typische konfliktneurotische Bilder. Die folgenden drei Muster zeigen klinische Phänomene, die man später im Zusammenhang mit strukturellen Störungen verstehen wird. Die drei letztgenannten Muster werden prognostisch weniger günstig eingeschätzt und erhalten seltener eine Behandlungsindikation als die prognostisch positiv beurteilten ersten vier Muster.

In einer weiteren Skala wurden Positivmerkmale eingeschätzt, dazu gehören:

- Entwicklungspotenzial der Persönlichkeit
- Bereitschaft, selbst aktiv zu werden
- Einsichtsfähigkeit
- guter emotionaler Kontakt zum Untersucher
- bisherige Fähigkeit zur Bewältigung von Lebensschwellen
- eigener Behandlungswunsch

Patienten mit einer hohen Ausprägung auf dieser Skala wurden von den Therapeuten signifikant häufiger für Behandlungen vorgemerkt und ihre Behandlungsprognose wurde günstiger eingeschätzt.

Wir haben diese prognostisch bedeutsamen Positivmerkmale nur zum Teil als Eigenschaften des Patienten angesehen und angenommen, dass diese positiven Einschätzungen (jemand sei einsichtig, aktiv, reich an Entwicklungsmöglichkeiten etc.) auch als Ausdruck der persönlichen Wertschätzung des Untersuchers verstanden werden können.

Es verwundert nicht, dass die oben genannten schwierigen Interaktionsmuster 5, 6 und 7 sehr viel geringer mit den Positivmerkmalen korrelieren und seltener in Therapie vermittelt wurden (rückblickend gesehen handelt es sich hier um strukturelle Störungen).

Besonderes Interesse verdient der Vergleich von Patienten, die in Analytische Psychotherapie und in Tiefenpsychologisch fundierte Psychotherapie zugewiesen wurden. Den tiefenpsychologischen Patienten wurden weniger Positivmerkmale (Motiviertheit, Umstellungsfähigkeit etc.) und mehr regressive Abwehrhaltungen zugeschrieben. Ihre Interaktionsmuster betonen Autonomieansprüche und narzisstische Seiten, d. h., sie wenden sich weniger hilfesuchend an ihre Therapeuten. Schließlich wurde deutlich, dass sich diese Patientengruppe bezüglich ihrer Sozialdaten von den analytischen Patienten unterscheidet: Sie sind älter, schulisch weniger qualifiziert und sozial stärker belastet, d. h., es sind die schwierigeren Patienten – oder umgekehrt: die psychoanalytisch behandelten Patienten sind im Durchschnitt schulisch und beruflich höher qualifiziert und leben in sozial stabileren Bedingungen.

Am wenigsten Positivmerkmale fanden sich bei den Patienten, die zu stationärer Behandlung vorgemerkt wurden. Sie zeigen häufig krisenhafte, zugespitzte soziale Schwierigkeiten. Die Ergebnisse dieser Untersuchungen waren geeignet, den Therapeuten zurückzuspiegeln, welche Befunde und klinischen Bilder sie bei ihren Patienten sahen und welche Einschätzungen sie daraus ableiteten. Noch interessanter war die Frage, welche Behandlungsergebnisse mit diesen anfänglichen Einschätzungen zusammenhängen (vgl. Kap. 3.5).

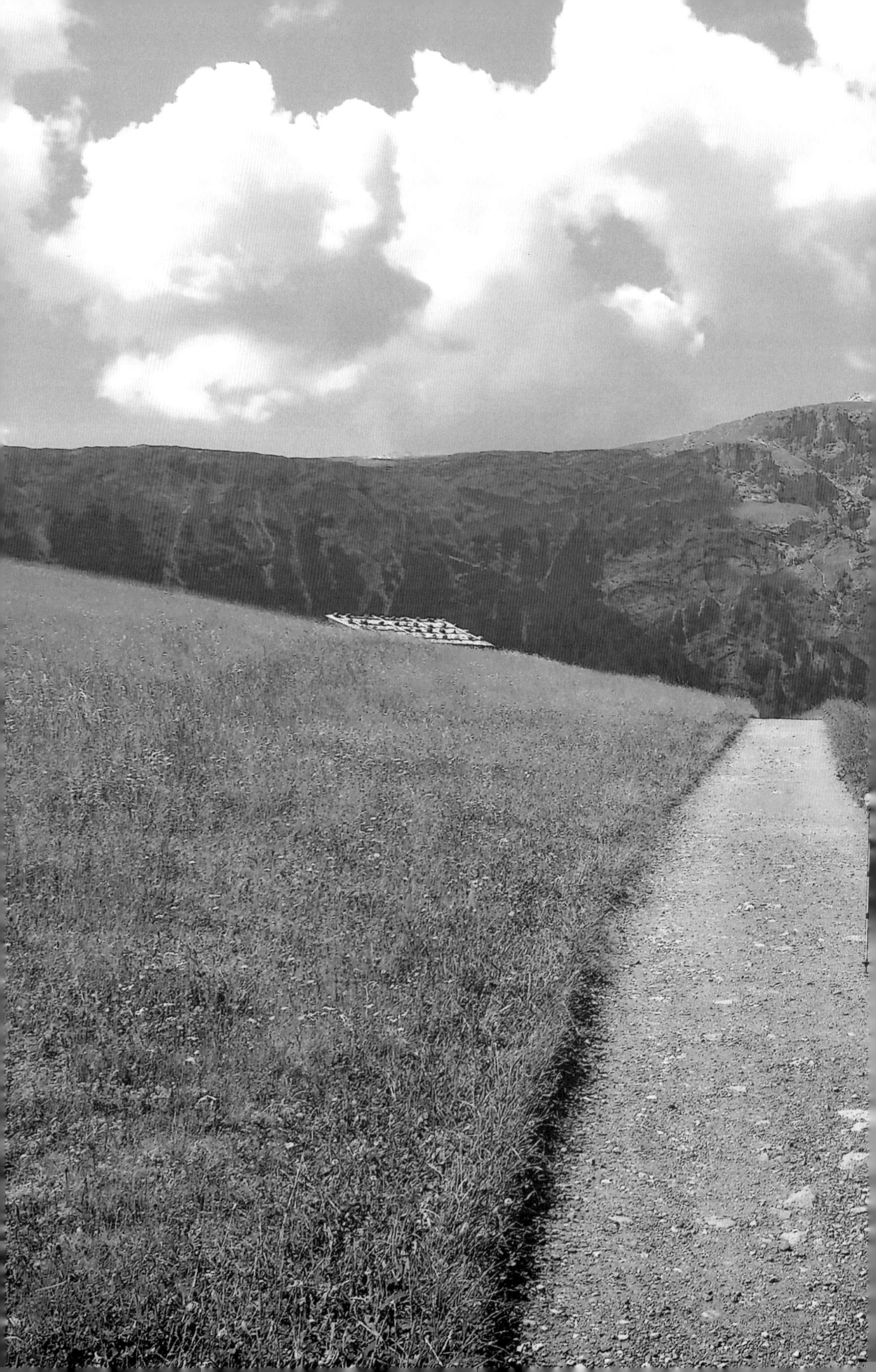

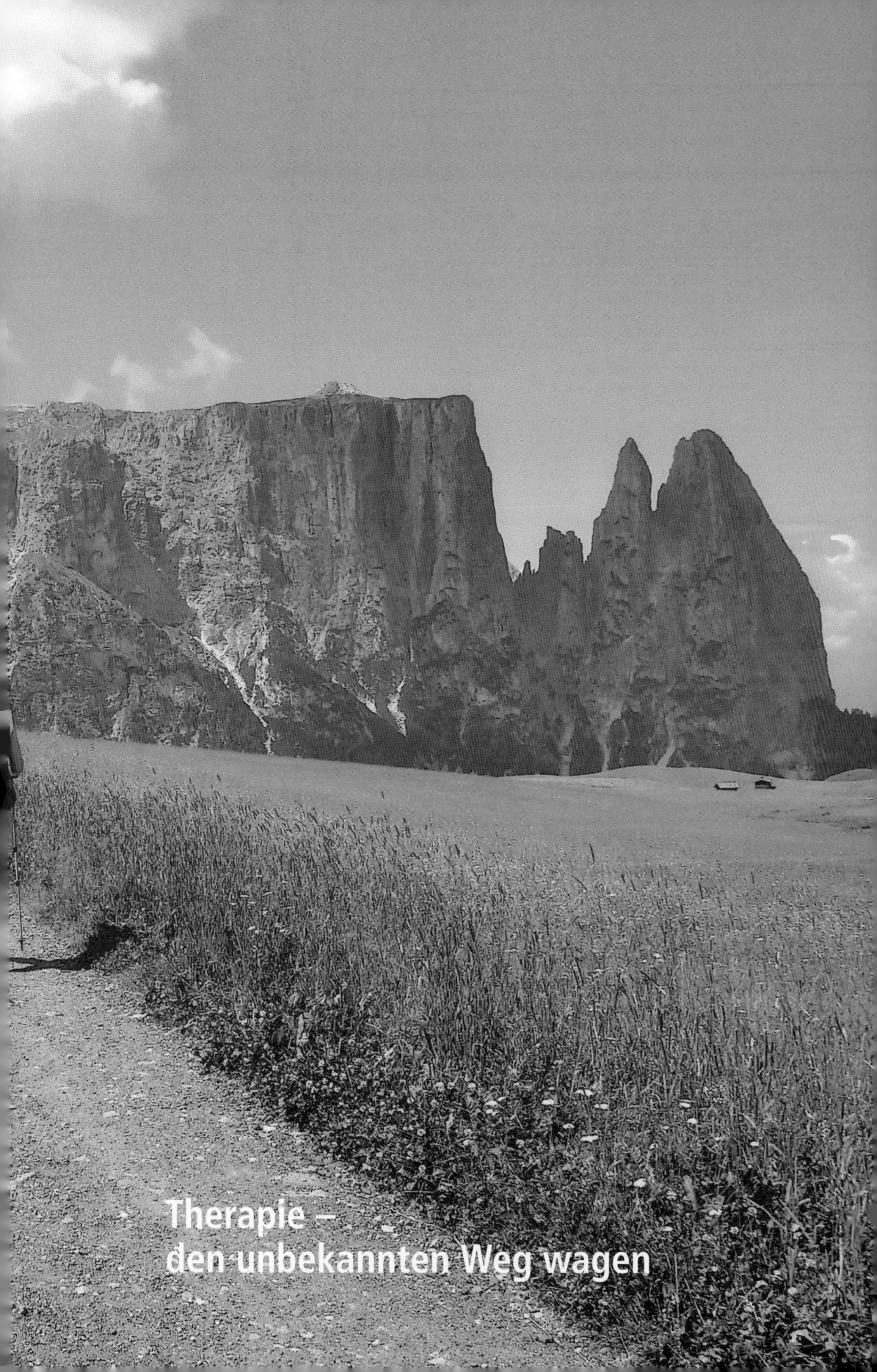

Therapie – den unbekannten Weg wagen

3 Therapeutisches Handeln

3.1 Das therapeutische Selbstverständnis

In der Therapie sollte der Patient, unterstützt durch die Therapeutin,

- eigene Erfahrungen, Erinnerungen und Überzeugungen wahrnehmen,
- sich damit auseinandersetzen,
- sie künftig in seinen Beziehungen berücksichtigen und verantworten.

Das sind Freiheitsgrade, die er im Erleben und Handeln hinzugewinnen kann und es sind Abschiede von illusionären Vorstellungen und Sehnsüchten. Es ist nichts Fremdes, das der Therapeut in das System der Patientenpersönlichkeit hinein gibt. Es ist vielmehr das ganze Eigene, bislang ängstlich Vermiedene, Gefürchtete, das sich der Patient in diesem Entwicklungsprozess aneignen kann. Das Ziel ist eine Verwirklichung in den Grenzen des eigenen Selbst, das unter den Einflüssen der Elternfamilie und der Soziokultur angelegt wurde, sich aber unter den gegebenen Bedingungen nicht entfalten konnte.

Was tut die Therapeutin, der Therapeut? Es wurden ihnen schon viele Rollen und Funktionen angetragen. Mir gefällt die Beschreibung von M. Foucault, der in seiner späten Vorlesung »Hermeneutik des Subjekts« die antike Philosophie auf die Entwicklungsgeschichte des Selbst untersucht. Dabei schildert er, wie dieser Zugang durch Mentoren gefördert wurde. Er beschreibt die Philosophenschule als eine Ambulanz der Seele, in der »die Philosophen die Seele pflegen wie die Ärzte den Körper«. Im Mittelpunkt steht der griechische Begriff *therapeuein*, er bedeutet pflegen oder dienen, d.h. Sorge tragen um das Sein und die Seele eines anderen. Aus dieser Haltung resultieren die antiken Techniken der Selbstsorge *(cura sui)*, die zugleich als Lebenskunst und Selbst-Kultur verstanden wird. Der antike Therapeut ist dabei jemand, der sich einem anderen, in der Regel Jüngeren, zur Verfügung stellt und ihn in der Kunst anleitet, sich selbst zu entwickeln und verantwortlich mit sich umzugehen. Die Voraussetzung dafür ist das selbstreflexive »Erkenne dich selbst, werde vertraut mit dem, der du bist«. Darin liegt kein moralischer Imperativ, sondern die Anregung, sich selbst wohlwollend anzunehmen und verantwortungsbewusst mit sich (und der Welt) umzugehen.

Therapeutisches Handeln wird häufig im Zusammenhang mit dem Begriff Behandlungstechnik beschrieben. Technik klingt aus heutiger Sicht am ehesten nach Ingenieurswesen, Maschinenbau und dergleichen. Der Technikbegriff hat jedoch historisch andere Wurzeln: *technicos* heißt übersetzt kunstvoll, kunstfertig; lateinisch *technicus* bedeutet kunstgemäß, fachmännisch, sachverständig. Technologie ist ursprünglich die Lehre von der Kunst. Diese meint das durch Übung erworbene Können, die Summe der Fertigkeiten oder auch die schöpferischen Fähigkeiten des Menschengeistes.

Auf die Psychotherapie angewendet bedeutet das, sie ist ein fachmännisches, sachverständiges, kunstgemäßes (aber möglichst kein künstliches, unnatürliches) Handeln, mit dessen Hilfe zum Beispiel Gespräche, Beziehungen und persönliche Entwicklungen gefördert werden können. Das geschieht, wie oben ausgeführt, in der Haltung der Sorge und Fürsorge. Auch die Formulierung der »therapeutischen Kur« verweist auf die Cura gleich Sorge um jemanden. Ihr Ziel ist die Entlastung, Bewusstwerdung, Neuorientierung und Reifung der Persönlichkeit.

Freilich gibt es Therapeutengruppen, die andere Wertakzente setzen, indem sie zum Beispiel das Authentische und die Wertschätzung in der Begegnung zwischen Helfer und Hilfesuchendem (»Klient«) betonen. In diesem Verständnis ist der Klient der Auftraggeber und der jeweilige Helfer wird mit bestimmten Aufgaben betraut. In einem Vortrag, der als CD erworben werden kann (Reddemann et al. 2008), wird ein Fallbeispiel diskutiert, in dem die Klientin erwartet, von ihrer Therapeutin in ihrem Schmerz über einen bestimmten Beziehungskonflikt wahrgenommen zu werden. Die Tatsache, dass die Therapeutin irgendwann im Laufe der Behandlung darauf hinweist, wie ähnlich der aktuelle Konflikt mit dem Sohn dem früheren Konflikt der Patienten mit ihrem Vater ist, interpretiert die Referentin als Behandlungsfehler und »Würdeverletzung«: Die Therapeutin sei nicht beauftragt worden, tiefenpsychologische Deutungen über den Umgang mit Konflikten zu geben, sondern lediglich, der Klientin in ihrem Erleben beizustehen.

Die Spannung zwischen den vielfältigen Ansätzen der psychologischen Begleitung oder Selbstoptimierung einerseits und der Psychotherapie im engeren Sinne andererseits, resultiert auch daraus, dass Psychotherapie in ein ursprünglich medizinisches System der Krankenversorgung und Behandlungsfinanzierung durch Krankenkassen integriert wurde. Inzwischen hat diese Möglichkeit der krankenkassenfinanzierten Psychotherapie eine enorme Rückwirkung auf das Interesse am Psychologiestudium und an der Therapeutenausbildung entwickelt, sodass die Zahl der psychologischen Psychotherapeuten weitaus größer ist und stärker wächst als die der ärztlichen Therapeuten.

Das bedeutet aber auch, dass ein Gutachter häufig Berichte zu lesen bekommt, die inhaltlich geprägt sind von Therapieansätzen, wie sie im Psychologiestudium vermittelt werden und die nur sehr begrenzt in den Rahmen einer Richtlinienpsychotherapie hineinpassen bzw. nur befürwortet werden können, wenn die Formel »tiefenpsychologisch fundiert« auf ziemlich heterogene Ansätze angewendet würde. Freilich gilt Ähnliches für ärztliche Psychotherapeuten, die ihre Ausbildung in psychosomatischen oder psychiatrischen Kliniken absolviert haben und die dort gelernten Techniken als tiefenpsychologisch bezeichnen.

3.2 Therapeutische Technik – therapeutische Kunst

Die erwähnte Heterogenität im Verständnis der Rolle der Therapeuten und des therapeutischen Handelns ist einer der Gründe für das Bemühen, in diesem Buch die Prinzipien der Tiefenpsychologisch fundierten Psychotherapie, wie sie in den Psychotherapie-Richtlinien festgelegt sind, möglichst deutlich herauszuarbeiten.

Im Folgenden werden wir die Einstellung und das Handeln von Therapeuten weniger als Technik beschreiben (Technik klingt für ein zwischenmenschlichen Beziehungsbereich doch zu manipulativ) und lieber das therapeutische Können, eigentlich die therapeutische Kunst, betonen, die sich in einer lebenslangen Berufserfahrung weiterentwickelt, so wie das bei jeder Kunst der Fall ist. Da das aber für manche auch merkwürdig klingt – der Therapeut als Künstler – sprechen wir lieber von Fähigkeiten:

Die Fähigkeit des Zuhörens
Sie erfordert die Fähigkeit, emotional präsent zu sein und zugleich das eigene Redebedürfnis zu kontrollieren; die zunehmend erkennbar werdende Persönlichkeit des Patienten auf sich wirken zu lassen und zu registrieren, was diese im eigenen Erleben auslöst. Es gilt, dem Patienten durch aktives Zuhören Mut zu machen, über sich zu sprechen.

Die Fähigkeit des Abklärens und Einordnens
Sie zielt nicht nur darauf ab, den Patienten als Subjekt zu erleben, sondern auch, seine Symptomklage ernst zu nehmen und mit ihm zusammen das Ausmaß der Störung zu objektivieren: Handelt es sich bei dem Erleben und Verhalten des Patienten um eine Störung von Krankheitswert, und wenn ja, welches Störungsbild liegt hier vor?

Die Fähigkeit des psychodynamischen Verstehens
Was macht die innere Dynamik dieses Menschen aus? Was hat ihn lebensgeschichtlich geprägt? Was trägt er an problematischen Beziehungsentwürfen mit sich herum? Wo und wann wurde er in seiner aktuellen Lebenswelt mit diesen seinen inneren Entwürfen überfordert, woran ist er gescheitert? Eine wichtige Voraussetzung dafür ist es, sich für die Geschichte des Patienten, für seine Familien- und Sozialgeschichte zu interessieren und als sein Chronist tätig zu werden. Das Ergebnis ist nicht so sehr die Expertise der Therapeutin, sondern ein gemeinsames Verstehen.

Die Fähigkeit der Behandlungsplanung und Behandlungsvereinbarung
An dieser Stelle muss der Therapeut die Verantwortung übernehmen, ob er dem Patienten eine Behandlungsempfehlung geben kann oder nicht; ob er die Behandlung selbst übernehmen kann oder möchte. Er muss dem Patienten deutlich machen können, was, in einfachen Worten gesagt, das Ziel der Behandlung sein könnte; er muss das Einverständnis des Patienten einholen, sich gemeinsam mit

ihm auf ein bestimmtes begrenztes Therapieziel zuzubewegen (Fokusvereinbarung). Dabei muss für den Patienten auch deutlich werden, was in der TP möglich ist und was nicht.

Die Fähigkeit, zu fokussieren

Hier gilt es den thematischen Faden halten zu können, immer wieder auf die zentrale Problematik zurückzukehren. Voraussetzung dafür ist es, die Erfahrungen des Patienten in sich zu bewahren und aufzubereiten (Containing) und sich der eigenen Gegenübertragungsreaktion als Antwort auf das Erleben des Patienten bewusst zu sein.

Die Fähigkeit, Möglichkeitsräume zu eröffnen

Hier gilt es, zusammen mit dem Patienten aus einem gemeinsamen Verstehen Möglichkeiten der Veränderung abzuleiten: Was ist innerlich (im Erleben) und äußerlich (in der sozialen Lebenswirklichkeit) veränderbar und welche Barrieren müssen dazu überwunden werden?

Die Fähigkeit, zu strukturieren und zu begrenzen

Die verfügbare Behandlungszeit ist begrenzt. Daher gilt es, das Wichtigste im Auge zu behalten und die Grenzen der Behandlungszeit und der möglichen Weiterentwicklung im Auge zu behalten, was gegen Ende der Behandlung zunehmend an Bedeutung gewinnt.

3.3 Therapeutische Zielsetzungen

Manche Aktivitäten der Therapeuten betreffen nicht ihr interpersonelles Verhalten und sprachliches Handeln, sondern selbstreflexive Vorgänge (wie etwa »die Handhabung der Gegenübertragung«). Therapeuten hören zu und versuchen zu verstehen; diese passiv-rezeptive Position ist sehr wichtig, aber sie ist nicht das Einzige und Vorrangige. Anfänger-Therapeuten würden am liebsten in einer entgegennehmenden (gleichsam analytischen) Position bleiben und versuchen, ihre Patienten durch allgemeine Fragen (»Was meinen Sie selbst?«) zum Reden zu bringen, so lange bis sie zu verstehen beginnen, um was es hier geht. Das therapeutische Gespräch in der TP ist aber stark von Wechselseitigkeit geprägt: Wir reden miteinander, mitunter auch sehr lebhaft.

Auf mögliche therapeutische Aktivität angesprochen, meinen manche Therapeuten, man könne den Patienten mithilfe von Übungen (zur Aufmerksamkeit, Achtsamkeit, Entspannung, Ermutigung etc.) aufbauen und entlasten. Da heißt es zum Beispiel in einem Bericht an den Gutachter: »Ziel ist es, mit Hilfe einfacher Entspannungstechniken der Patientin zu ermöglichen, ihre ängstliche Erregung zu reduzieren und sich so als selbstwirksam zu erleben. Aus diesem Grund soll besonders regressionsbegrenzend gearbeitet werden.«

In der Erörterung der Psychodynamik heißt es hingegen: »Eine angstvolle Spannung in der Familie ließ kaum Raum für zuverlässige, gelassene Liebe und freudvolle Zuwendung, für die kontinuierlich spiegelnde positive Selbst-Objekt-Erfahrung und damit für das Erleben befriedigender Abhängigkeit und Symbiose in der Dyade zur Mutterfigur.« Wie die biografisch erfahrenen Defizite durch Übungen korrigiert werden können, bleibt offen. Auf den ersten Blick haben die beiden Themen nichts miteinander zu tun. Aus psychodynamischer Sicht geht es nicht darum, »die Kindheit aufzuarbeiten«, sondern zu verstehen, was von kindlichen Erfahrungen und Einstellungen heute immer noch wirksam ist.

Zuweilen werden therapeutische Konsequenzen bezogen auf biografische Defiziterfahrungen vorgeschlagen. Etwa in einem Fallbeispiel, die Patientin müsse die in ihrer Jugend unabgeschlossene Auseinandersetzung mit den Eltern jetzt zu Ende bringen. Dazu gehöre zum Beispiel auch, den Wunsch der im Sterben liegenden Mutter nach einem Abschiedsbesuch der Patientin zurückzuweisen und »stark zu bleiben«. Diese therapeutische Empfehlung ist ein Missverständnis. Die Auseinandersetzung mit den Eltern ist notwendigerweise eine innere, keine abschließende Abrechnung mit alt gewordenen Eltern.

Therapie kann bestätigen, dass es Wünsche gibt nach abschließendem Triumph, nach Rache oder nach Wiedergutmachung, aber sie sollte keine Hoffnungen wecken, dass solche Wünsche erfüllt werden könnten und die Situation dadurch bereinigt wäre. Im Gegenteil müssen solche Wünsche in ihrer Unerfüllbarkeit abgetrauert werden, damit schließlich eine versöhnliche Einstellung entwickelt werden kann.

Das Ziel eines psychodynamischen Therapieansatzes ist im Kern die Aktualisierung von Beziehungserfahrungen in der Auseinandersetzung mit der eigenen Geschichte (Lebensgeschichte, Familiengeschichte, Sozialgeschichte), das schrittweise Gewahrwerden eigener Verhaltensmuster und Erlebnisweisen, zunächst das Bewusstwerden eigener Verhaltensmuster: So empfinde ich, so denke ich, so verhalte ich mich, daran glaube ich, so gestalte ich meine Beziehungen, das ist typisch für mich.

Der zweite Schritt gilt dem zunehmenden Verständnis der eigenen Person, resultierend aus der Wiederbelebung der eigenen Beziehungserfahrungen in der Lebensgeschichte: Das ist meine Geschichte, meine Familie, meine Soziokultur, das hat mich geprägt, das ist unerledigt geblieben; da gibt es alte Verletzungen und Enttäuschungen, unerledigte Auseinandersetzungen, da gibt es alte Loyalitäten, Anhänglichkeit, Identifikationen, uneingestandene Zuneigungen und Verbundenheit.

Verständlicherweise liegen alle diese Themen nicht offen zutage, sie finden sich oft schwer zugänglich in der unteren Schublade der Erinnerungen und es kostet Mut, sie in den Blick zu nehmen. Es wehrt sich etwas gegen die damit verbundene emotionale Bewegung (Abwehr). Der tiefenpsychologische Behandlungsplan zielt immer auf innere Entwicklungen und unterstützt innere Entscheidungen bezogen auf die äußere Wirklichkeit. (Eine Ausnahme bildet, im Umgang mit strukturell schwer gestörten Patienten das Abstinenzgebot gegenüber selbstschädigendem und aggressiv destruktivem Verhalten.)

3.4 Persönliche therapeutische Kompetenzen

In Kapitel 3.2 wurden zahlreiche unterschiedliche Aktivitäten der Therapeuten beschrieben. Das Abklären, ist – im Unterschied zu dem Entgegennehmen – ein gemeinsames Bemühen mit dem Ziel, das Ausmaß und die Krankheitswertigkeit von psychischen, sozialen und körperlichen Beeinträchtigungen herauszuarbeiten. Hier müssen die Selbstbeschreibungen der Patienten in klinische Bilder übersetzt werden. Nicht jeder Patient, der sagt, er sei ziemlich deprimiert, hat deshalb eine depressive Störung im Sinne von ICD-10 F32.1. Den Patienten ernst nehmen heißt nicht, seine Sichtweise und speziell seine Selbstdiagnosen eins zu eins zu übernehmen.

Das psychodynamische Verstehen, ist zunächst keine nach außen sichtbare therapeutische Aktivität, sondern eine aktive gedankliche Abwägung von emotionalen und kognitiven Eindrücken aus der Begegnung mit dem Patienten unter Zuhilfenahme von möglichst wissenschaftlich geprüften Konzepten, wie z. B. von Konfliktmustern oder strukturellen Einschränkungen.

Behandlungsplanung und Behandlungsvereinbarung hingegen verlangen vom Therapeuten Aktivität und Mut zur Verantwortungsübernahme: Er muss sich entscheiden, ob er eine Behandlung für notwendig und aussichtsreich hält und muss das dem Patienten mitteilen.

Ferner muss er dem Patienten deutlich machen, wo er den aktuellen Fokus der Patientenproblematik sieht und was, darauf bezogen, das Ziel der Behandlung sein kann. Nicht zuletzt gilt es, das Einverständnis des Patienten zu dem Behandlungsplan einzuholen (Fokusvereinbarung). In einer zeitlich begrenzten Behandlung wie der TP ist ein solcher Konsens besonders wichtig. Leider entsteht zuweilen der Eindruck, dass die fast regelhaft »vorgeschaltete Kurzzeittherapie« noch relativ ziellos und ohne Arbeit am Fokus verlaufen ist, was die verfügbare Behandlungszeit zur Bearbeitung des vereinbarten Fokus nochmals verkürzt.

Die übrigen in Kapitel 3.2 genannten Punkte beinhalten die eigentliche therapeutische Aktivität des Fokussierens, Aufgreifens, Strukturierens, Interpretierens und Begrenzens. Diese Themen werden in den späteren Kapiteln ausführlich beschrieben.

Schließlich sei auf eine Reihe therapeutischer Fähigkeiten hingewiesen, die als innere Einstellungen geeignet sind, die therapeutische Mitarbeit des Patienten und seine Entwicklung zu fördern. Es handelt sich um Eigenschaften, die weniger in Theorieseminaren gelernt und mehr vom Leben gelehrt werden (Rudolf 2016b):

- Anhaltendes Interesse für mitgeteilte und nicht ausgesprochene Botschaften eines anderen Menschen;
- Fähigkeit, den Patienten auf sich selbst neugierig zu machen und ihn einzuladen, sich selbst wohlwollend zu begegnen;
- Ertragenkönnen von negativen Zuständen anderer (Schmerz, Verzweiflung, Resignation, Sinnlosigkeit, Erregung) und von eigenen schwierigen Emotionen;

- Fähigkeit, Entwertung und Feindseligkeiten anderer zu »entgiften«;
- Fähigkeit, eigene alters- und geschlechtstypische Sichtweisen und Stereotype der eigenen sozialen Gruppe zu reflektieren;
- Fähigkeit, eigene Grenzen zu erkennen (Psychotherapie als nie abgeschlossener Lern- und Entwicklungsvorgang).

Neben diesen Fähigkeiten, sollte die Therapeutin auf diese Ressourcen zurückgreifen können:
- Reflexive Aktivitäten: auf das Jetzt achten, Erinnerungen wertschätzen, Interessantes vor sich haben, kreative Möglichkeiten nutzen;
- Positive Einstellungen gegenüber anderen: freundliches Interesse, respektvolle Akzeptanz, Versöhnlichkeit, geteilte Verantwortung;
- Grundeinstellungen: Gelassenheit, Humor, Daseinsfreude, Dankbarkeit, Demut, Eigenverantwortung.

Vor diesem Hintergrund kann es gelingen, Ziele anzustreben, die für Patienten und Therapeuten gleichermaßen gelten:
- Die Entfaltung emotionaler Persönlichkeitsaspekte, verbunden mit der Steuerung des Animalischen;
- die Vertiefung von Selbst-Einsichten und Selbst-Verstehen als Voraussetzung für eine wachsende Selbst-Verantwortung und Selbst-Sorge;
- die Verbesserung der Beziehungsfähigkeit und der Ausbau sozialer Mitverantwortung auf der Grundlage empathischen Verstehens;
- die Mitverantwortung für das Ganze und das Künftige in der gesellschaftlichen Entwicklung, im Umgang mit der Natur und in der Einstellung zur technologischen, ökonomischen und politischen Entwicklung;
- die Nutzung eigener kreativer Möglichkeiten und Sinnfindung, z. B. durch Kunst, Philosophie oder Religion als Fähigkeit, die eigene Kultur zu leben.

Das Ergebnis fasst A. Muschg (1981, S. 64) so zusammen: »Ein guter Therapeut hilft dazu, Hilfe wollen zu können. Er muss zu lesen wissen, was nicht in den Büchern steht. Das Ziel ist nicht die Entblößung, sondern die Unbefangenheit gegen die Blößen – die dann zu Stellen der Berührtheit werden.«

3.5 Exkurs Psychotherapieforschung: Die therapeutische Arbeitsbeziehung

Aufgrund der technischen Entwicklung von Tonband- und Videoaufzeichnungen wurde es seit den 1970er-/1980er-Jahren zunehmend besser möglich, die an der Therapie Beteiligten in ihrer Interaktion zu untersuchen. Nun konnte man verbale und nonverbale (mimische und körpersprachliche) Mitteilungen erfassen und ihren Einfluss überprüfen. So fand sich in der damaligen Literatur eine Fülle von Untersuchungen zum Thema der therapeutischen Beziehung. Die Literatur war reich an theoretischen Überlegungen und konkreten Instrumenten zur

Erfassung dessen, was als therapeutic alliance, helpful alliance, therapeutische Dyade usw. bezeichnet wurde.

Wir entwickelten in unserer Berliner Arbeitsgruppe eine Skala (Therapeutische Arbeitsbeziehung, TAB), die sowohl von Patienten als auch von Therapeuten zu verschiedenen Zeitpunkten vor Behandlungsbeginn und im Behandlungsverlauf eingeschätzt wurde (Grande et al. 1988; Porsch et al. 1988; Rudolf et al. 1988). Sie enthielt gleich viele Aussagen zu positiven und negativen Beziehungsaspekten in der therapeutischen Zusammenarbeit. Damit konnten wir den Ablauf vom diagnostischen Erstgespräch zur Indikationsstellung, und über Behandlungsbeginn und Behandlungsverlauf bis zum Behandlungsergebnis im Hinblick auf die Aspekte von Beziehung und Zusammenarbeit analysieren und dabei den Einfluss von Therapeuten und Patienten vergleichen (Rudolf et al. 1988).

Aus der Therapeutenperspektive zeigte sich ein positiver Zusammenhang zwischen der Einschätzung der therapeutischen Arbeitsbeziehung zu Behandlungsbeginn und im Behandlungsverlauf; ebenso zwischen der vorn erwähnten Skala der Positivmerkmale, Gegenübertragung und prognostischen Einschätzung (aus Therapeutensicht) mit der therapeutischen Arbeitsbeziehung (aus Patientensicht). Hingegen erwiesen sich die Einschätzungen der Patienten zur therapeutischen Arbeitsbeziehung als weniger relevant für die Einschätzung des Behandlungsergebnisses. Später durchgeführte komplexe Auswertungen (Rudolf & Manz 1993) bestätigten die erwähnten Zusammenhänge: Die Einschätzung der Patient-Therapeut-Beziehung durch den Therapeuten bei der Erstuntersuchung korreliert deutlich mit seiner Bewertung der Arbeitsbeziehung im Behandlungsverlauf und auch mit dem Behandlungsergebnis aus Therapeutensicht. Unser Fazit lautete: »Kritisch könnte man sagen, der Therapeut entwirft bereits in der Situation des Erstkontakts ein Bild des Patienten und hält daran in gewissem Umfang bis zum Behandlungsende fest. Positiv formuliert bedeutet das: Ein geschulter Therapeut ist in der Lage, bereits in der Situation des Erstkontakts die Veränderungschancen des Patienten einzuschätzen; die sich entwickelnde therapeutische Arbeitsbeziehung und das Behandlungsergebnis bestätigen die anfänglichen Einschätzungen.« (Rudolf & Manz 1993, S. 198).

Hingegen bestehen auf Patientenseite keine solchen Zusammenhänge. Vermutlich sind es die Übertragungs- und Abwehrhaltungen des Patienten, welche seine Einschätzung der therapeutischen Situation und des Behandlungsergebnisses mitbestimmen. So wurde zum Beispiel die therapeutische Beziehung durch Patienten mit Suchtproblematik unrealistisch positiv bewertet, hingegen durch beziehungsgestörte Patienten deutlich negativ eingeschätzt.

Offenbar ist der Patient zur Entfaltung der therapeutischen Zusammenarbeit auf die positive Einstellung des Therapeuten angewiesen, dieser jedoch weniger auf die positiven Beziehungsangebote des Patienten. Es gehört zur professionellen Kompetenz eines Therapeuten, mit schwierigen Einstellungen seiner Patienten umgehen zu können. Dabei scheint es weniger notwendig, dass die Patienten ihm sehr entgegenkommen. Größeres Gewicht für eine negative Entwicklung haben unterschwellige, zum Beispiel auf Schonung ausgerichtete Therapieerwartungen des Patienten und passiv vermeidende Haltungen vor dem Hintergrund ökonomischer Belastungen und sozialer Desintegration. Darin kommen wahrscheinlich schichtspezifische Überzeugungen der Patienten zum Ausdruck, die den meisten Therapeuten und ihren Wertvorstellungen eher fremd sind. Aufgabe der Therapeuten ist es, in den initialen Patientenkontakten zu prüfen, ob er trotz der unübersehbaren dysfunktionalen Einstellungen des Patienten so viel persönliche Wertschätzung und Zuversicht in die Entwicklungschancen des Patienten aufbringt, dass er ihm ein aussichtsreiches Therapieangebot machen kann.

3.6 Das Material der Therapie: Die Geschichten der Patienten

Alle psychodynamischen Therapien betonen den Aspekt der Beziehung zwischen Patient und Therapeut, und darin speziell die unbewussten Anteile der Beziehungsgestaltung. Aufgabe der Therapeutin ist es, dieses unbewusste Beziehungsmuster des Patienten zu erfassen. Das tut sie, indem sie vor allem auf ihre eigene Gefühlsantwort, die Gegenübertragung, achtet. Vordergründig geht es dabei meist um die Hoffnung auf eine gute hilfreiche Beziehung: Der Patient möchte in seiner Klage angenommen, verstanden, beruhigt und ermutigt werden. Freilich signalisieren negative Gegenübertragungsgefühle der Therapeutin, warum diese Bedürfnisse des Patienten häufig nicht erfüllt, sondern versagt werden: Der Patient inszeniert unbewusst eine konflikthafte Beziehung, in der seine eigenen Hoffnungen und Sehnsüchte ebenso zum Ausdruck kommen wie Tendenzen seines Gegenübers, diese Hoffnungen unerfüllt zu lassen und zurückzuweisen. Es ist für die Therapeutin wichtig, sich dieses konflikthaften Beziehungsgefüges bewusst zu werden, anstatt entweder die negative Einstellung zu agieren oder das positive Gegenübertragungsgefühl zur Wiedergutmachung eines schwierigen Lebensschicksals zu bemühen. Die Therapeutin muss versuchen zu verstehen, wer der Patient ist und wie er bisher die Welt erfahren hat. Die Grundlage dafür ist das Verständnis seiner biografischen Entwicklung, seiner Familien- und Sozialgeschichte. Der Patient ist einer, der Geschichten erzählt. Aufgabe der Therapeutin ist es, sie anzuhören und zunehmend verstehen zu lernen, wie der Patient nicht nur erleidender Akteur, sondern auch Autor und Dramaturg seiner Geschichten ist, sodass am Ende der Behandlung andere Geschichten erzählt werden können als am Anfang. Im Folgenden werden wir unterschiedliche Arten von Patientengeschichten nebeneinanderstellen und abschließend ihren Zusammenhang verdeutlichen (Rudolf 2018a).

3.6.1 Beziehungsepisoden

Die Beziehungsepisode ist wahrscheinlich die häufigste Form der Patientenmitteilung, sei es, dass sie spontan berichtet oder auf Anregung der Therapeutin erzählt wird. Es sind dies kürzere oder längere Geschichten, die einer bestimmten Dramaturgie folgen. Sie gleichen darin erzählten kurzen Theaterstücken. Den Anfang bilden Angaben zu Ort und Zeit, es folgt eine Schilderung des Geschehens.

Fallbeispiel
»Es war gegen 5:00 Uhr abends, ich wollte gerade die Kinder baden, da klingelt es an der Tür und draußen steht mein Exmann.« Die Geschichte entwickelt sich zu einer zunehmend heftigen, zunächst verbalen, dann körperlichen Auseinandersetzung, in der die Patientin ein anschauliches Bild von der Aggressivität ihres geschiedenen Mannes zeichnet, dem sie sich hilflos ausgeliefert fühlt.

Die Therapeutin wird sich fragen: »Was soll mir diese Geschichte sagen, wovon möchte mich die Patientin überzeugen?«

Wenn man sich die Mühe macht, die Geschichte auf den vier Ebenen der OPD-Beziehungsachse darzustellen, wird sie leichter verstehbar (Patient erlebt sich, Patient erlebt andere, Therapeut erlebt Patient, Therapeut erlebt sich). Das Bild der Patientin von sich selbst belegt ihre eigene Opferposition; das Bild des Mannes schildert dessen unkontrollierte Aggressivität, welche die Patientin zwingt, sich zu verteidigen oder Schutz zu suchen. Ebene 3, das Bild der Patientin aus der Sicht der Therapeutin aber beinhaltet eine wichtige Ergänzung: Die Patientin ist nicht nur Opfer, sie versteht es auch, den Ehemann, der die Besuchsregelung der Kinder mit ihr besprechen wollte, durch wenige Bemerkungen so zu reizen, dass er sich durch einen aggressiven Ausbruch ins Unrecht setzt. Ebene vier, die Gegenübertragung der Therapeutin, reagiert auf diese drei Mitteilungen: Sie erlebt Mitgefühl und Loyalität, aber auch so etwas wie Vorsicht gegenüber den autoaggressiven Tendenzen der Patientin, die leicht zum Opfer böser Mitmenschen wird.

Um die Patientin umfassend zu verstehen, müsste jeder der vier Aspekte aus den biografischen Familienerfahrungen der Patientin abgeleitet werden: Wann und mit wem hat sie welches Verhalten entwickelt? Aus dem Zusammenspiel der vier Ebenen lässt sich die Konfliktdynamik der Patientin gut ableiten.

3.6.2 Die Sozialgeschichte

Erzählungen vom Typ Sozialgeschichte beschreiben das historische Gefüge, das den sozialen Rahmen für die Persönlichkeitsentwicklung des Patienten oder seiner Angehörigen geprägt hat.

Fallbeispiel
Der Großvater des Patienten, aus einer kinderreichen Handwerkerfamilie stammend, hatte sich in der Textilbranche hochgearbeitet und die Tochter des Zahnarztes geheiratet. Sie bekamen zwei Töchter, die Frau starb früh und der Großvater stand mit den beiden Kindern, ein und sechs Jahre alt, alleine da. Er heiratete eine Schwester seiner verstorbenen Frau. In der Folge entwickelte sich die größere Tochter »schwierig« und blieb lebenslang im Protest. Die jüngere blieb sehr an den Vater gebunden, sie heiratete jung einen deutlich älteren Mann, mit dem sie drei Kinder bekam. Ihr Mann wurde zum Kriegsdienst eingezogen und kam nach langer Gefangenschaft schwer verletzt zurück. Das älteste der drei Kinder ist der spätere Patient, ein ambivalent gebundener, pflichtgetreuer Lehrer mit lebenslanger ängstlicher Symptomatik.

Die soziale Erfahrung dieser Gruppe ist geprägt durch Armut, Fleiß, Aufstiegsorientierung, Verluste durch Todesfälle, enge verpflichtende Familienbindung und Enttäuschungen. Diese Sozialgeschichte bildet den kulturellen Hintergrund und Wertekanon der Familiengruppe, in welcher der Patient aufgewachsen ist. Er hat wie jedes andere Mitglied in der Gruppe eine spezielle Rolle und Aufgabe. Sich in diese soziale Welt hineinzudenken, ist für die Therapeutin wichtig, weil sie hier die äußeren Rahmenbedingungen sehen kann, innerhalb derer sich die Persönlichkeitsentwicklung ihres Patienten vollzogen hat.

3.6.3 Die Emotionsgeschichte

Die Emotionsgeschichte beschreibt das, was die Sozialgeschichte psychisch aus einem Menschen gemacht hat. So hat sich in dem vorigen Beispiel der Patient, der als der älteste Sohn vaterlos aufgewachsen ist, immer für seine ängstlich-depressive Mutter verantwortlich gefühlt. Weniger bewusst ist ihm die an Verachtung grenzende Enttäuschung über seinen Vater, von dem er sich immer im Stich gelassen fühlte. Bezogen auf beide Elternfiguren herrscht bei ihm ein wenig bewusstes, aber tiefgreifendes Verlassenheitsgefühl und Überforderungserleben vor.

Während die Sozialgeschichte die historischen Fakten enthält, beschreibt Emotionsgeschichte die subjektive emotionale Bedeutung, welche die soziale Wirklichkeit für den Patienten hatte und die sein psychisches Erleben bewusst und unbewusst geprägt hat. Sozialgeschichte und Emotionsgeschichte zusammen gelesen erlauben es, die Psychodynamik der Entwicklung eines Patienten nachzuvollziehen. Benecke (2016) fasst den Zugang zu Emotionen im Verfahrensvergleich anschaulich zusammen.

3.6.4 Die Krankengeschichte

Das Krankwerden, der Wechsel aus der Gemeinschaft der Gesunden hinüber in die Welt der Kranken, bedeutet für die meisten Patienten einen sozialen Einbruch mit Verlust von Arbeitsfähigkeit, Einkommen und Lebensqualität. Darüber hinaus bedeutet es einen Wechsel der sozialen Identität. Die Rücksichtnahme der Gesunden und das Engagement der Medizin sind teuer erkauft. Der Kranke muss den Regeln und Anforderungen der klinischen Institutionen folgen. Seine Hauptbeschäftigung ist das Warten in Praxen, Ambulanzen und Behandlungszentren und es wird von ihm erwartet, dass er sich den jeweiligen Behandlungsvorschlägen willig unterwirft und sich bemüht, wieder gesund zu werden. Compliance heißt übersetzt Unterwerfung.

Menschen mit langer Krankengeschichte fühlen sich ähnlich wie Migranten, denen man prinzipiell wohlwollend, aber doch auch mit Reserviertheit begegnet. Aus psychodynamischer Sicht liegt der entscheidende Punkt der Krankengeschichte im Ausbruch der Symptomatik. Man darf davon ausgehen, dass zu jenem Zeitpunkt die Kräfte der Bewältigung zusammengebrochen sind und das psychische System dekompensiert ist (symptomauslösende Belastungssituation).

Die Kenntnis der Emotionsgeschichte des Patienten und seiner dahinterliegenden Sozialgeschichte erleichtert es, die Psychodynamik des Krankwerdens zu verstehen. Der oben erwähnte Patient, der sich stellvertretend für seinen Vater lebenslang um seine Mutter kümmerte, entwickelte eine Symptomatik mit depressiver Somatisierung, als seine Lebensgefährtin ihn scheinbar überraschend verließ und sich einem lebenslustigen, untüchtigen, aber liebenswerten jungen Mann zuwandte.

3.6.5 Persönliche Mythen

Berichte über persönliche Mythen sind verglichen mit den vorgenannten Beispielen seltener und enthalten naive Bewertungen der eigenen Person. Meist stehen idealisierende Züge im Vordergrund, gute Charaktereigenschaften wie Verlässlichkeit, Hilfsbereitschaft, die Überzeugung für alle das Beste zu wollen, aber auch der Anspruch, Recht zu haben und alles perfekt zu machen. Je stärker solche narzisstischen Züge der Persönlichkeit ausgeprägt sind, desto größer ist das Risiko der Selbstidealisierung im persönlichen Mythos. Vielfach sind es abwehrorientierte Charakterhaltungen, wie sie für Persönlichkeitsstörungen typisch sind. Manche Patienten sind imstande, an solchen Heldensagen festzuhalten, selbst wenn sie schon grandios gescheitert sind. Mitunter gewinnt man den Eindruck, dass diese Patienten die Relativierung der eigenen Großartigkeit oder die Wahrnehmung des eigenen Scheiterns kaum überleben würden und daher gezwungen sind, sie strikt zu verleugnen.

Es gibt nicht nur Heldenmythen, sondern auch Opferüberzeugungen. Das Thema des Opferseins kann für manche Patienten ebenso stabilisierend werden wie die Überzeugung eigener Grandiosität. Die im Kern segensreiche Traumatherapie trägt das Risiko, Patienten in ihrer zentralen Opferüberzeugung (»Ich bin traumatisiert«) zu bestätigen, anstatt die unbewusste Dynamik dieses Selbstbildes zu erforschen und therapeutisch zu bearbeiten.

3.6.6 Selbstreflexionen

Wenn die persönlichen Mythen abwehrorientierte Geschichten fern von kritischer Selbstbetrachtung darstellen, dann sind wir bei den selbstreflexiven Geschichten auf der Gegenseite, wo den Patienten ein kritischer Einblick in die eigene Persönlichkeit möglich geworden ist. Patienten, die darüber sprechen, tun das meist nicht im Stile einer Erfolgsmeldung, sondern mit dem Gefühl der überraschenden Wahrnehmung eigener Persönlichkeitsanteile.

Wenn die Sozialgeschichte und Emotionsgeschichte die Entstehung der Persönlichkeit beschreiben, die Beziehungsepisoden und Mythen Formen des heutigen Funktionierens darstellen, dann ist die Selbstreflexion eine kritische Bilanzierung: Ich bin durch diese soziale Realität geprägt, habe jenes emotionale Muster aufgebaut, deshalb verhalte ich mich auf diese Weise und verstehe nun, was aus mir geworden ist, wer ich eigentlich bin, woher ich komme und was ich anstrebe. Ich bin gar nicht so selbstlos und grandios, wie ich immer dachte, ich bin aber auch nicht so unfähig und überflüssig, wie ich zeitweise meinte. Ich bin ein Mensch wie viele andere.

3.7 Der Zugang zu den psychodynamischen Knotenpunkten

Die intrapsychische Dynamik in ihrer Geschichtlichkeit hängt an Knotenpunkten zusammen. Die Fokusformulierung der Therapeutin ist eine Entscheidung für einen der Knotenpunkte. Sie könnte lauten: »Ich möchte Ihnen vorschlagen, dass wir uns in der Therapie mit diesem Thema bevorzugt beschäftigen, weil viele Ihrer Schwierigkeiten damit zusammenhängen. Wenn es Ihnen gelingen würde, dies zu verändern, wären Sie einen großen Schritt weiter.«

Das angesprochene Thema müsste etwas für die Patientin Bewusstseinsnahes sein, das ihr Erleben und Verhalten prägt, zum Beispiel ein ausgeprägtes Verantwortungs- und Verpflichtungsgefühl, das sie für andere Menschen hat und das sie immer wieder überfordert. Den Hintergrund bilden womöglich Versorgungskonflikte im aktiven Modus und diese wiederum sind die Reaktion auf frühe Beziehungsabrisse, zum Beispiel durch Krankheitsfälle in der Elternfamilie.

Das Thema des Patienten könnten seine Rückzugstendenzen sein und die Vermeidung sozialer Beziehungen. Ein solcher Faden kann zu vielen Knoten führen, zum Beispiel zu einer (strukturellen) Unkenntnis, wie Menschen Affekte austauschen und Beziehungen eingehen. Das Thema kann die offensichtliche Verletzbarkeit und Kränkbarkeit des Patienten sein. Ob dieser Faden zu einem Selbstwertkonflikt führt oder auf abgewehrte Grandiositätsansprüche verweist oder zu einer strukturell bedingten Vermeidungstendenz, kann vorläufig offen bleiben.

Stets bilden einzelne Aspekte des symptomwertigen Erlebens und dysfunktionalen Verhaltens beim Patienten den Ausgangspunkt, von dem aus wir den therapeutischen Faden aufgreifen und verfolgen können. Die Therapeutin empfiehlt dem Patienten, seine Aufmerksamkeit auf diese Themen zu richten und zu schildern, was sich seit der letzten Sitzung in diesen Bereichen ereignet hat. Die Wahrscheinlichkeit ist groß, dass dieser Faden mittelfristig zu den dahinter liegenden psychodynamischen Knotenpunkten führt, an denen biografische und aktuelle Themen zusammenlaufen.

Mitunter fühlen sich Therapeuten durch die Vielfalt der Lebensprobleme und biografischen Belastungen überfordert. Vielleicht hilft es ihnen, zu rekapitulieren, welche Möglichkeiten des Verstehens sie nutzen können. Wir wollen daher nochmals genauer untersuchen, welche unterschiedlichen Positionen die Therapeutin bezogen auf ihre Patienten einnehmen kann und welche Befunde sich damit erarbeiten lassen.

3.7.1 Die Therapeutin als klinische Beobachterin

Aus dieser Position kann die Untersucherin klinisch relevante Beobachtungen aus den Äußerungen und dem Verhalten der Patientin sammeln. Diese Ebene ist noch weit weg von allen psychodynamischen Erwägungen, das heißt von verborgenen Gründen des Erlebens. Sie bleibt an der bewusstseinsnahen Oberfläche des Verhaltens und versucht eine orientierende Einschätzung von eventuellen auffälligen Merkmalen und deren klinischer Bedeutung: Ist bei der Patientin der formale Denkablauf gestört, lassen sich wahnhafte Inhalte erkennen, hat sie Orientierungsstörungen usw.? Die diagnostische Frage lautet: Gibt es Signale, die auf eine körperliche oder psychiatrische Erkrankung, eine akute Intoxikation oder Drogengebrauch, auf zentralnervöse oder neurologische Störungen hinweisen?

Auch wenn das nicht der Fall ist, kann diese kognitive Orientierung hilfreich sein: Wovon spricht die Patientin? Welche Schwierigkeiten stellt sie in den Vordergrund? Welche Erklärungen hat sie für ihre Beschwerden? Wo zeigt sie sich kompetent und selbstbewusst und auf was reagiert sie hilflos? Welche biografischen Erfahrungen stellt sie in den Vordergrund?

3.7.2 Die Therapeutin als teilnehmende Beobachterin

Über die objektivierende Beobachtung hinausgehend sollte es durch die Einfühlung in die Patientin als Subjekt möglich werden, die Symptomklagen und ihr Verhalten nachzuempfinden. Die Beobachtungen auf dieser Ebene vermitteln etwas Wichtiges aus dem Erleben der Patientin. Die Therapeutin kann verstehen, was der Patientin in ihrer Lebenssituation Sorge bereitet, sie ängstigt, überfordert. Es entsteht nun ein emotional getöntes und verstehbares Bild von der Patientenpersönlichkeit, ihrer speziellen Lebensgeschichte und von der aktuellen Erkrankung. Ohne diese Einfühlung bleibt die Diagnostik auf der deskriptiven Ebene: Etwas ist auffällig, aber eben noch nicht zu verstehen.

Damit wird für die Therapeutin auch spürbar, was sie alles noch nicht verstehen kann. Die Verständnislücken können quälend sein: Warum um Himmels willen tut die Patientin so etwas, wieso sind naheliegende Auswege und Lösungen ihr nicht möglich? Die einzelnen Fäden, von denen die Rede war, bilden noch kein Gewebe, noch ist unklar, wo die einzelnen Linien sich verknoten. An dieser Stelle hilft in der Regel das Hinüberwechseln zur Lebensgeschichte, zum Verständnis der biografischen Fakten und Erfahrungen.

3.7.3 Die Therapeutin als introspektive Beobachterin

Nicht was die Patientin tut und sagt ist hier die Frage, sondern was das bei der Therapeutin auslöst. Sie richtet ihre Aufmerksamkeit auf diese innere Resonanz und versucht daraus auf die unbewussten Themen der Patientin zu schließen.

Im obigen Beispiel könnte das zum Beispiel heißen: »Meine Bereitschaft, mich der Patientin therapeutisch zur Verfügung zu stellen, wird gebremst durch den Eindruck, dass sie sich selbst ausschließlich als Opfer sieht (was sie unter anderem auch ist), aber sie ist auch imstande, andere in Rage zu bringen und ins Unrecht zu setzen.« Man muss aufpassen, nicht in diese Falle zu laufen. Die Gegenübertragung sagt der Therapeutin nicht, was sie tun soll, sondern was sie schlimmstenfalls bereit wäre zu tun, wenn sie das unbewusste Angebot der Patientin annehmen würde. Die Frage, wo und warum sich diese Fäden verknoten, kann noch nicht beantwortet werden. Möglicherweise hilft das Hinüberwechseln zur Lebensgeschichte, zum Verständnis der biografischen Fakten und Erfahrungen.

3.7.4 Die Therapeutin als Biografin

Der Blick auf die Lebensgeschichte kann verwirrend vielfältig sein. Daher erscheint es zweckmäßig, sei es im Kopf, sei es auf dem Papier, eine Art Genogramm zu entwerfen. Da sind die Eltern der Patientin und ihre Geschwister, die Großeltern und die gesamte Familie. Da ist ein soziokultureller und finanzieller Hintergrund der Familie, vor diesem Hintergrund beginnt und verläuft das Leben der Patientin, ihre schulische und berufliche Entwicklung, ihre Persönlichkeitsreifung und sexuelle Entwicklung, ihre Beziehungsgestaltung, ihre Zielsetzungen und Wünsche mit Erfolgen und Misserfolgen – zusammengefasst ihr Lebensschicksal bis heute. Es ist nicht selbstverständlich und immer etwas Besonderes, einen solchen vertieften Blick auf das Leben eines anderen Menschen tun zu dürfen. Vor dem Hintergrund dieses Bildes beginnen sich die Fäden zu ordnen.

3.7.5 Die Therapeutin bringt es zur Sprache

Neben der diagnostischen Aufgabe, die Patientin deskriptiv zu erfassen und sie einfühlend zu verstehen und die eigene emotionale Antwort auf sie zu registrieren, hat die Therapeutin eine weitere wichtige Funktion: Sie fasst das Beobachtete, Erlebte und Erschlossene in Worte.

Ihre Äußerungen sollten möglichst in Alltagssprache, nicht im Fachjargon erfolgen. Die Fähigkeit, eigene innere Erfahrungen und solche des Gegenübers in Worte zu fassen, wird in der frühen Eltern-Kind-Beziehung gefördert und im Aufbau der Mentalisierung differenziert, aber auch in bestimmten sozialen Gruppen eher gepflegt als in anderen. Bei nicht wenigen Menschen bestehen hier beträchtliche Schwierigkeiten. Die Tatsache dass jemand imstande ist, Erlebensweisen in Worte zu fassen und mitzuteilen, ist für alle Patienten eindrucksvoll und bedeutsam, vor allem aber für solche mit strukturellen Störungen. Das unausgesprochene therapeutische Beziehungsangebot lautet: »Ich sehe dich, und ich verstehe dich.«

3.7.6 Die Therapeutin als Interpretin

Es bedeutet einen mutigen Schritt der Therapeutin, ihre Beobachtungen und Erfahrungen schließlich im Kontext psychodynamischer Theorien zu interpretieren. Damit wird dem Verhalten und Erleben der Patientin eine Bedeutung zugewiesen (z. B. welche nicht eingestandenen Bedürfnisse oder gefürchteten Affekte hinter der vordergründigen Abwehr liegen können). Die psychodynamische Bedeutungszuweisung ist eine Hypothese der Therapeutin, sie kann auch falsch sein oder nur teilweise richtig. Hypothesen müssen wiederholt geprüft werden, ehe sie als »erhärtet« gelten können. Aber selbst dann ist es zweckmäßig, sie der Patientin nicht als Deutung mitzuteilen (diese Deutungshoheit haben wir bereits weiter vorn als nicht mehr zeitgemäß in Frage gestellt), vielmehr ist es zweckmäßig, einzelne Zusammenhänge als Möglichkeit und Vermutung in den Raum zu stellen, damit man gemeinsam darüber nachdenken kann.

In der Deutung im eigentlichen Sinne müssen verschiedene psychodynamische Teilaspekte (unbewusste Motive, abgewehrte Affekte, kindliche Objektvorstellungen und Beziehungserwartungen, Bestrafungsängste und Vermeidungsstrategien) in einem Zusammenhang verwoben werden. Dieses komplexe Gefüge im Kontext der Übertragungsbeziehung deutlich zu machen, nachdem die Übertragung in einem regressiven Prozess entfaltet wurde, gilt als zentrales Instrument psychoanalytischer Behandlungskunst. Tiefenpsychologisch ist das nicht zielführend, weil dadurch die Übertragungsbeziehung intensiviert würde. Deren therapeutische Durcharbeitung und Auflösung würde jedoch mehr Zeit erfordern als tiefenpsychologisch zur Verfügung steht.

3.7.7 Die tiefenpsychologische Position

Wenn wir uns die Schritte von 3.7.1 bis 3.7.4 vor Augen führen, sehen wir eine Entwicklung von einer beobachtenden und deskriptiven Einstellung hin zu einer verstehenden, Sinn deutenden Position. Bei 3.7.5 wird nach Überzeugung der Psychoanalytiker die Tatsache wirksam, dass sich die Übertragung des Patienten und die Gegenübertragung der Therapeutin im Kontext der regressionsfördernden psychoanalytischen Situation zu etwas Drittem verdichten, das nun nicht mehr von außen beobachtet, sondern nur noch von innen durch die beiden Beteiligten in seiner Bedeutung verstanden werden kann. Damit ist im Grunde ein hermeneutisches Modell beschrieben: Die Überzeugung, die der Psychoanalytiker in dieser Situation entwickelt und zur Grundlage seiner deutenden Interventionen macht, ist einer Bewertung von außen nicht mehr zugänglich. Selbst ob der Patient die Deutung annimmt oder nicht, scheint dabei keine Rolle zu spielen.

Diese Überlegungen sind wichtig für die Unterscheidung des tiefenpsychologischen vom analytischen Vorgehen. Tiefenpsychologisch lässt sich effektiv mit den Mitteln arbeiten, die in den Punkten 3.7.1 bis 3.7.5 beschrieben sind. Hingegen müssen die verstehbar gewordenen psychodynamischen Zusammenhänge nicht theoriegesättigt als psychoanalytische Deutung formuliert werden, es genügt, sie auf der Grundlage teilnehmender Beobachtung und Introspektion zu verbalisieren. Das sollte den Patienten verstehen lassen, dass sein (möglicherweise dysfunktionales) Verhalten eine innere Antwort auf weit zurückliegende (meist belastende) Erfahrungen bedeutet.

Das bedeutet, tiefenpsychologische Therapeuten sollten die psychoanalytischen Prinzipien kennen, ohne sie selbst therapeutisch einzusetzen. Wenn sie es dennoch tun, resultieren daraus Veränderungen der therapeutischen Situation, insofern als die Übertragungsbeziehung sich intensiviert und aufwendig durchgearbeitet werden muss, um sie wieder aufzulösen. Dieses Durcharbeiten benötigt Zeit und birgt das Risiko langfristiger wechselseitiger Verstrickung, des Agierens, des Behandlungsabbruchs oder der unendlichen Therapie.

Tiefenpsychologische Therapeuten bleiben auf der sicheren Seite, wenn sie nicht das Übertragungsthema in den Vordergrund rücken, sondern die sichtbar werdenden dysfunktionalen Einstellungen des Patienten bezogen auf seine lebensgeschichtlichen Erfahrungen durcharbeiten. Je eher es ihnen dabei gelingt, ein Fokusthema zu vereinbaren und beständig daran zu arbeiten, desto eher werden ihre Patienten neue Erfahrungen machen.

Der Hinweis auf das beständige Bearbeiten eines Themas erinnert daran, dass ein deutender Hinweis nicht genügt, um eine tiefverwurzelte Einstellung zu verändern. Das fokale Thema muss immer wieder von verschiedenen Seiten her betrachtet werden. Die dabei gewonnene allmähliche Einsicht in die eigene innere Welt bedeutet für die meisten Patienten keine erfreuliche Erkenntnis, sondern eine schmerzliche Begegnung mit schwierigen biografischen Erfahrungen und problematischen inneren Einstellungen. Darüber hinaus rührt die wachsende Einsicht an eine beschämende Hilflosigkeit und die vergeblichen Versuche, die belastende Vergangenheit durch Verleugnung und Verdrängung zu bewältigen. In dieser ohnmächtigen und hilflosen Situation ist der Patient besonders auf die loyale therapeutische Begleitung angewiesen, hier kommt die therapeutische Arbeitsbeziehung auf den Prüfstand.

Die kürzere verfügbare Behandlungszeit der TP wird zuweilen von den Therapeuten als ein *Weniger* an therapeutischen Möglichkeiten erlebt, sie ist aber im Kern *anders*, indem sie sich nicht auf das Verstehen beschränkt, sondern konkrete Veränderungen anstrebt.

3.7.8 Fragliche Zielsetzungen

Wie bisher beschrieben, ist die psychodynamische Zielsetzung der Tiefenpsychologie eine aufdeckende, fokal durcharbeitende Vorgehensweise, die Veränderungen im Sinne einer Neuorientierung anstrebt. Da diese Zielsetzungen dem Patienten nicht von Anfang an bewusst sind, müssen sie in der Diagnostik und in der Anfangsphase der Behandlung gemeinsam erarbeitet werden.

Manche Therapeuten haben allerdings die Überzeugung, Psychotherapie solle vor allem die Erwartungen von Patienten erfüllen. Die therapeutische Haltung wird dann als »stützend, begleitend, annehmend, wertschätzend usw.« beschrieben. Ohne Zweifel werden solche Erfahrungen von Patienten als wohltuend erlebt, solange die Behandlung andauert. Mitunter sind sie dort hilfreich, wo es gilt, gemeinsam eine Krise durchzustehen, nach deren Bewältigung der Patient wieder Fuß fassen und weitermachen kann. Aber angesichts von konfliktneurotischen und strukturellen Störungen ist das zu wenig, weil auf jene Veränderungsbemühungen verzichtet wird, die im Zusammenhang mit aufdeckender psychodynamischer Therapie beschrieben werden, sie bleiben in einer lediglich Halt gebenden Behandlung unbearbeitet. Sie erfüllen auch nicht die Vorgaben der Richtlinienpsychotherapie, die danach fragt, ob die geplante Behandlung »notwendig« ist, um eine krankheitswertige Störung zu beheben, ob sie »zweckmäßig« ist (d. h. geeignet, eine Störung zu beheben oder zu bewältigen) und ob sie »wirtschaftlich vertretbar« ist (insofern der Aufwand und die einzusetzenden Finanzmittel im Blick auf das zu erwartende Behandlungsergebnis gerechtfertigt erscheinen).

Die angesprochene Frage nach der »Notwendigkeit« der Therapie berührt ein Thema, das weiter vorn bereits angeklungen ist: ICD-Diagnosen in den Behandlungsanträgen benennen selten schwerwiegende Störungen und häufig leichtere bis mittlere depressive Syndrome. Dahinter verbergen sich mitunter keine Krankheiten, sondern allgemeine Lebensschwierigkeiten in partnerschaftlichen und beruflichen Bereichen. Solch einem Antrag ist mitunter schwer zu entnehmen, ob hier eine krankheitswertige Störung vorliegt oder eher die Klage über allgemeines menschliches Unglück. Das heißt, es bleibt offen, ob hier wirklich eine Krankenbehandlung indiziert ist oder ob eine soziale Unterstützung durch Personen des eigenen Umfelds ausreichend wäre.

3.8 Therapeutische Interventionen

Der Begriff Intervention, abgeleitet von *intervenire*, bedeutet sich einschalten, sich einmischen. Das konnte zur Entstehungszeit des Begriffs im 18. Jahrhundert im politisch gemeinten Sinne vermittelnd geschehen oder Einspruch erhebend, aber auch militärisch eingreifend.

Für die Psychotherapie bedeutet das, wenn solche »Einmischung« des Therapeuten nicht als übergriffig erlebt werden soll, muss sie verabredet, d. h. in der Therapievereinbarung besprochen sein. Dass der Therapeut jemand ist, der interveniert, ist keinesfalls selbstverständlich. Manche Psychotherapeuten betonen, dass es die Aufgabe des Therapeuten sei, den Patienten in seinem Erleben zu akzeptieren und bedingungslos zu bestätigen. Eine therapeutische Intervention im Sinne einer psychodynamischen Interpretation, bedeutet aber ein Dazwischentreten des Therapeuten mit dem Ziel, neue Verknüpfungen herzustellen und auf die Möglichkeit von bisher nicht bewusst wahrgenommenen Motiven und Zielsetzungen hinzuweisen. In diesem Sinne zielen psychodynamisch-therapeutische Interventionen auf unterschiedliche Themen:

- Den Patienten aufmerksam machen auf das wiederholte Auftauchen eines relevanten Themas.
- Den Patienten immer wieder zu dem vereinbarten Fokusthema zurückführen.

- Berichtete Ereignisse von verschiedenen Seiten her betrachten und nach neuen Zusammenhängen suchen (Verknüpfung der Knotenpunkte).
- Auf typische Muster des emotionalen Erlebens und Reagierens aufmerksam machen.
- Auf Vermeidungstendenzen aufmerksam machen und die Auseinandersetzung damit anregen.
- Die schicksalhaften Zusammenhänge zwischen biografischen Entwicklungsbedingungen und heutigen Lebenseinstellungen aufzeigen.
- Anstehende Entwicklungsaufgaben ansprechen: Akzeptanz für Begrenzungen, Würdigung des bisher Erreichten, Versöhnlichkeit in alten Auseinandersetzungen, Selbstverantwortung in anstehenden Entwicklungen.

Intervention ist ein Aufmerksam-Machen auf etwas, das der Patient so noch nicht gesehen oder anders erwartet hat. In der Logik der OPD geht es um nicht ganz bewusste Beziehungsmuster, Konfliktthemen und strukturelle Einschränkungen. In der therapeutischen Bewusstmachung wird angestrebt, diese heiklen Punkte nicht länger auszublenden, sondern mit ihnen aktiv umgehen zu lernen. Die angesprochenen Themen betreffen fast immer belastende Affekte, wie solche der Beschämung, der Angst, der Trauer, der Enttäuschung, mit denen der Patient konfrontiert wird, wenn er sich mit den Themen auseinanderzusetzen beginnt.

Im Unterschied zu einem überwiegend stützenden, haltgebenden, zustimmenden Therapeuten ist derjenige, der sich mit Interventionen einmischt, auch jemand, der dem Patienten eine Belastung zumutet. Es ist normal, dass Menschen bei der Annäherung an solche Themen einen Schutzreflex in Gang setzen, eine Automatik des Nicht-Hinsehens, des Vergessens, der Vermeidung oder der Ablenkung hin zu anderen Themen. Daher ist es zweckmäßig, dem Patienten zu verdeutlichen, warum eine Auseinandersetzung mit bestimmten Aspekten sein muss, wie der Patient damit umgehen kann und dass der Therapeut ihn in diesen Bemühungen begleiten wird. So sind Patienten und Therapeuten während des größten Teils der Behandlung mit diesem Thema der Abwehr und der notwendigen Annäherung an das Abgewehrte beschäftigt. Dieses »Durcharbeiten« ist die zentrale Aufgabe der aufdeckenden und der strukturfördernden psychodynamischen Therapie.

3.9 Die Phasen des Therapieverlaufs

Wenn wir den Ablauf einer tiefenpsychologisch fundierten Behandlung betrachten, erscheint es hilfreich, sich den gesamten Verlauf in etwa drei gleich große Abschnitte gegliedert vorzustellen. Eine ungefähre Zeitvorstellung dieser Art verhilft dem Therapeuten zu einer inneren Orientierung bezüglich des aktuellen Stands der Behandlung und der noch anstehenden Aufgaben:

- Eröffnungsphase (ca. 20–30 Stunden)
- Durcharbeitungsphase (ca. 30–40 Stunden)
- Beendigungsphase (ca. 20–30 Stunden)

In jeder der drei Phasen stellen sich für den Patienten und den Therapeuten unterschiedliche Aufgaben (Tab. 3).

Tab. 3: Aufgaben des Patienten und des Therapeuten in den verschiedenen Therapiephasen.

Patient	Therapeut
Eröffnungsphase	
Krank sein dürfen	Klagen entgegennehmen Anleitung zur therapeutischen Zusammenarbeit
Belastende Realität schildern	Typische Narrative sammeln (Therapeut als Container, Chronist)
Durcharbeitungsphase	
Beziehungserfahrungen schildern	Typische Beziehungsmuster erfassen
Perspektivenwechsel üben	Gegenübertragung reflektieren
Die eigene Geschichte betrachten	Die Psychodynamik verstehen (Grundkonflikte, Vermeidungen, Ungelebtes)
Die innere Situation erforschen	Selbstreflexion des Patienten fördern (ggf. strukturelle Situation klären)
Beendigungsphase	
Abschied nehmen können	Fördern: eigene Begrenzungen akzeptieren
Leben ohne Therapie antizipieren	Fördern: Neuorientierung, Eigenverantwortung

Im Folgenden werden wir die drei Abschnitte der Behandlung – Eröffnung, Durcharbeitung, Beendigung – im Einzelnen betrachten.

3.9.1 Die Eröffnungsphase

In der Eröffnungsphase sollte dem Patienten vermittelt werden, was Therapie ist, wie sie abläuft und wer dabei welche Aufgaben übernimmt. Es ist Sache der Therapeutin, dem Patienten den therapeutischen Rahmen und die Spielregeln zu erklären. Dabei verknüpfen sich zwei Zielsetzungen: das Zustandekommen einer persönlichen Beziehung und die Einübung der Zusammenarbeit. Beides ist verknüpft, sodass es als therapeutische Arbeitsbeziehung zusammengefasst werden kann. Es liegt auf der Hand (und wurde in Kapitel 3.5 empirisch belegt), dass die Qualität dieses Zusammenspiels von Beziehung und Arbeit einen wesentlichen Prädiktor des Behandlungsergebnisses und der Behandlungszufriedenheit darstellt. Es wurde auch bereits beschrieben, dass es im Wesentlichen Sache der therapeutischen Kompetenz und therapeutischen Haltung ist, eine effektive Zusammenarbeit auch mit schwierigen Patienten möglich zu machen. (In Kapitel 4 über Strukturbezogene Psychotherapie wird davon ausführlicher die Rede sein.)

Mögliche Intervention: »Wir haben ja in den diagnostischen Sitzungen gemeinsam überlegt, wo Ihre Schwierigkeiten liegen. Wir haben jetzt verabredet, dass wir uns regelmäßig einmal pro Woche treffen und Sie mir erzählen, wie es Ihnen damit geht. Wir werden gemeinsam überlegen, was es mit Ihren Problemen auf sich hat und – im Laufe der Zeit – was Sie davon möglicherweise wie verändern können.«

Solche oder ähnliche Aussagen sollen die unterschiedlichen Aufgaben verdeutlichen: Sache des Patienten ist es, von sich zu berichten. Aufgabe der Therapeutin wird es sein zuzuhören und zu versuchen, Zusammenhänge zu verstehen. Gemeinsame Aufgabe ist es, die Problemthemen sehen zu lernen. Damit ist zugleich das Prinzip der therapeutischen Arbeitsbeziehung angesprochen.

Patient: Krank sein dürfen – Therapeutin: Klagen entgegennehmen

Indem die Therapeutin sich bereit zeigt, die Beschwerden des Patienten entgegenzunehmen und sich für seine Symptomklage zu interessieren, gibt sie dem Patienten gleichsam die Erlaubnis, sich krank zu fühlen. Aus Studien zur Arzt-Patient-Beziehung allgemein weiß man, dass manche Ärzte auf wiederholte Symptomklagen des Patienten zunehmend genervt reagieren. Bei Psychotherapiepatienten mit somatoformen Beschwerden kennen auch Psychotherapeuten diese Unlust, die sich einstellt, wenn der Patient jede Sitzung mit ausführlichen Schilderungen von körperlichen Missempfindungen beginnt und davon schwer abzubringen ist. Es ist jedoch notwendig, diese Gegenübertragungsreaktion zu bewältigen, wenn die Behandlung eine Chance haben soll. Das gelingt am ehesten, wenn sich die Therapeutin in die verzweifelte Situation eines Menschen hineinversetzt, der ein Symptom hat, das niemand erklären und verstehen kann, für das niemand eine Abhilfe besitzt und für das sich offensichtlich auch niemand wirklich zu interessieren scheint. »Entweder bin ich verrückt oder die Ärzte sind es«, äußerte ein Patient mit einem Schmerzsymptom, für das er keine Hilfe fand. Die ernsthafte Bereitschaft, diese Symptomklage entgegenzunehmen und sei es auch viele Stunden hintereinander und dem Patienten sein Kranksein zuzugestehen (anstatt ihn der eigenen Gegenübertragung folgend für eine Nervensäge zu halten) ist eine zentrale Voraussetzung für eine therapeutische Entwicklung. Unterstützend dafür ist die psychodynamische Einsicht, dass eine forcierte Symptomklage nicht selten die Wiederholung einer biografischen Situation beinhaltet, in der ein Kind in einer wenig sicheren Elternbindung versucht hat, durch Klagen jene Aufmerksamkeit zu erlangen, die in der Alltagsbeziehung nicht verfügbar war. Insofern ist das Annehmen dieser Haltung ein erster Schritt zu einer korrigierenden emotionalen Erfahrung und damit auch Voraussetzung für eine sich festigende therapeutische Beziehung.

Patient: Schwierige Lebensrealitäten schildern – Therapeutin: typische Narrative sammeln
Das zweite therapeutische Angebot lautet vereinfacht: »Erzählen Sie mir von sich, von Ihren Erfahrungen, aus Ihrem Leben.« Patienten, die ein Bild von sich vermitteln wollen, erzählen in der Regel Geschichten von Ereignissen, die ihnen widerfahren sind und wie sie damit umgegangen sind. Therapeuten sammeln solche »Narrative«, an die sie sich oft auch nach längerer Zeit gut erinnern können und die, nebeneinander gelegt, ein zunehmend anschauliches Bild davon geben, wie der Patient sich und die Welt erfährt. Therapeutisch hilfreich ist es, die Geschichten miteinander zu verknüpfen: »Das erinnert mich an eine andere Geschichte, die Sie mir vor einiger Zeit erzählt haben, da ging es um …« Die Tatsache, dass ein anderer Mensch (die Therapeutin) sich an Einzelheiten aus Geschichten des Patienten erinnert, ist für ihn immer bewegend und stiftet eine wichtige Verbindung. Für die Therapeutin wird die innere Situation des Patienten und deren äußere, lebensgeschichtliche Fundierung (davon handeln ebenfalls viele Geschichten) auf diesem Wege zunehmend anschaulich.

Freilich gibt es Patienten (es sind jene mit strukturellen Störungen), die über diese Möglichkeit, sich selbst in Geschichten darzustellen, nicht verfügen, umso dankbarer sind sie für die Spiegelung durch einen Chronisten. Mit diesem Thema der fehlenden strukturellen Kompetenzen und der darauf bezogenen therapeutischen Vorgehensweisen werden wir uns in Kapitel 4 beschäftigen.

3.9.2 Durcharbeitungsphase

Bekanntlich genügt es nicht, ein zentrales Problem auszumachen, um es auch rasch zu beheben. Der Grund dafür liegt in der tiefen Verankerung lebensgeschichtlich früherer Lernvorgänge und affektiver Erfahrungen, an denen trotz vernünftiger Gegengründe weiter »treu« festgehalten wird, weil sie trotz ihrer Dysfunktionalität Vertrautheit bieten.

Die Durcharbeitungsphase ist gekennzeichnet durch die Betrachtung einer Situation von vielen Seiten und durch vielfältige Änderungsversuche trotz verschiedener Widerstände. Der Psychoanalytiker Schultz-Hencke hat, so wird berichtet, das Thema etwa so beschrieben: Der Kranke sieht das Hindernis auf dem Weg nicht und stolpert (Thema der Eröffnungsphase). Der fortgeschrittene Psychotherapiepatient hat gelernt, das Hindernis zu sehen, aber er stolpert dennoch oft genug (Durcharbeitungsphase). Erst nach langer Zeit ist er in der Lage, einen Schritt über das Hindernis zu tun oder einen anderen Weg zu nehmen. In der Beendigungsphase wird er sich dieser Tatsache bewusst und antizipiert, wie er ohne Therapie damit umgehen kann.

Patient: Beziehungserfahrungen schildern – Therapeutin: Beziehungsmuster sehen lernen
Die vom Patienten erzählten Geschichten betreffen häufig das Thema »ich und die Anderen«, das heißt, sie beschreiben typische Beziehungserfahrungen. In der OPD-Diagnostik wird der Patient ausdrücklich eingeladen, solche Beziehungsepisoden zu berichten.

Die Aufmerksamkeit richtet sich einmal auf das subjektive Erleben des Patienten und wie er sich auf die Anderen ausrichtet (z. B. »Ich bin jemand, der immer bemüht ist, es anderen recht zu machen«). Zum zweiten stellt sich die Frage, wie der Patient dabei die Anderen erlebt (z. B. »Die Anderen nutzen meine Hilfsbereitschaft aus«). Diese Innensicht des Patienten wird in der OPD-Beziehungsdiagnostik durch die Außenperspektive ergänzt: Welches Bild vom Patienten gewinnt zum Beispiel die Therapeutin? (Etwa: »Der Patient ist sehr bereit anderen zu helfen, zeigt jedoch darin auch eine Tendenz, die anderen zu bevormunden, sodass er eher Widerspruch als Anerkennung erfährt.«) Der Blick auf die eigene Gegenübertragungsreaktion kann diese Seite im Erleben der Therapeutin verifizieren (z. B. im Erleben einer gewissen Reserviertheit gegenüber dem Patienten).

Beziehungserfahrungen sind für Menschen sehr evident und wiederholen sich stereotyp (»Immer wieder mache ich diese selbe Erfahrung«). In der Regel sind sie biografisch tief verwurzelt und an wichtigen Bezugspersonen erlernt worden. Für den Patienten scheinen sie zunächst nicht korrigierbar. Am wenigsten ist der eigene Anteil an dem Beziehungsmuster bewusst, folglich bleibt auch die negative Beziehungsantwort der Anderen zunächst unverständlich.

Eine wichtige therapeutische Aufgabe wird es sein, hier den Perspektivenwechsel zu üben und sich auch in die Einstellungen anderer hineinzuversetzen. Sich des eigenen Beziehungsangebots bewusst zu werden und sich in die Reaktionen anderer einfühlen zu können ist eine zentrale Aufgabe der therapeutischen Selbstreflexion.

Patient: Die eigene Geschichte betrachten – Therapeutin: Die Entwicklungsbedingungen des Patienten verstehen

Dies ist der psychodynamisch entscheidende Schritt, der über das bisher Erarbeitete hinaus weist. Es geht für den Patienten darum, nicht nur sehen zu lernen, wie er handelt und empfindet, sondern auch zu verstehen, unter welchen biografischen Bedingungen er diese Einstellungen ausgebildet hat. Psychodynamisch formuliert heißt das zu verstehen, welche Objektrepräsentanzen und Beziehungsrepräsentanzen der Patient verinnerlicht hat und welche Verbindlichkeit diese Erfahrungen heute noch für ihn besitzen.

Die Analytische Psychotherapie wird in diesem Zusammenhang die Entwicklung der Übertragungsbeziehung in den Vordergrund stellen und die Grundkonflikte im Blick auf biografische Erfahrungen untersuchen. Dieser Vorgang wird, bis er aufgebaut und therapeutisch durchgearbeitet ist, sehr lange dauern und ist daher in der fokalen tiefenpsychologischen Behandlung nicht in vollem Umfang realisierbar. In der TP ist es ebenfalls möglich, dass der Patient einen Einblick in seine geschichtliche Geprägtheit erlangt. Ferner dass er versteht, wie diese Erfahrungen ihn als Kind und Jugendlichen geformt haben, sodass es im Grunde um erhalten gebliebene kindliche Beziehungserwartungen und Gefühlseinstellungen geht, die in sein heutiges Leben u.U. dysfunktional hineinwirken.

Der Kern der psychodynamischen Arbeit an diesem Thema betrifft die Auseinandersetzung des Patienten mit inneren Überzeugungen, die aus weit zurückliegenden Entwicklungsperioden stammen. Damals waren sie begründet und plausibel, erweisen sich aber heute in der Beziehungsgestaltung eines Erwachsenen als Entwicklungshemmnisse. Der Umgang damit erfordert therapeutisches Taktgefühl und Respekt für das Gewordensein des Patienten, so wie es z. B. auch Menschen benötigen, die in anderen Kulturen aufgewachsen und durch andere Wertvorstellungen geprägt sind.

Patient: Die innere Situation erforschen – Therapeutin: Die Selbstreflexion fördern
Die vorausgegangenen Einblicke des Patienten in seine aktuelle Lebensrealität, Beziehungsgestaltung und in seine biografische Entwicklung waren notwendig, um ihm die grundsätzliche Fähigkeit zur Selbstreflexion zu vermitteln, d. h. die Fähigkeit über die eigene Persönlichkeit, deren Innenwelt, die Gedanken, Fantasien, Handlungsimpulse zu reflektieren. So soll er in diesem Behandlungsabschnitt nicht nur sich selbst sehen, sondern auch die Anderen, die Partnerin, die Kinder, die Eltern, die Mitmenschen verstehen und akzeptieren lernen. (Die Situation strukturell eingeschränkter Patienten, die sich mit dieser Aufgabe schwertun, wird später gesondert betrachtet.)

3.9.3 Die Beendigungsphase

In der Beendigungsphase stellen sich nochmals neue Entwicklungsaufgaben. Eine davon ist das Einüben der neu gelernten Verhaltensweisen. Eine zweite ist es, zu akzeptieren, dass es trotz allen guten Willens Rückfälle in das bereits überwundene dysfunktionale Verhalten gibt. Das wird auch in der Zeit nach Therapieende so sein. Deshalb gilt es, mit dem Patienten zu besprechen, wie er sein Problem bewältigen kann, wenn er nicht mehr von der Therapeutin begleitet wird. Es ist wünschenswert, dass er sich in Erinnerung an die Behandlungserfahrungen später gleichsam selber therapieren kann.

Eine weitere wichtige Aufgabe ist es, das Behandlungsergebnis, so wie es ist, auch in seiner Begrenztheit als »gut genug« zu akzeptieren, anstatt nach höheren Zielen und immer weiteren Therapien Ausschau zu halten. Letztlich führt jedes noch so große Bemühen zu einem begrenzten Ergebnis, jede Therapie kommt an ein Ende, so wie auch das Leben ein zeitlich und inhaltlich begrenztes Geschehen ist. Wer solche Grenzen zu akzeptieren lernt, beweist damit jene Art von Weisheit, die Philosophen seit jeher den Menschen nahegelegt haben. Das Gegenteil davon wäre ein kindliches Festhalten an illusionären Hoffnungen und unerfüllbaren Sehnsüchten und Erwartungen, zum Beispiel von Wiedergutmachung und Entschädigung. Erst mit dem Verzicht darauf wird jemand fähig, selbst Verantwortung für sich und sein Leben zu übernehmen. Insofern ist gerade die Beendigungsphase mit ihren spezifischen Themen – Begrenztheit, Abschied, Trauer, Internalisierung, Eigenverantwortung – besonders wichtig für die persönliche Reifung im Sinne der Integration und erwachsenen Identitätsbildung.

Patient: Abschied nehmen können – Therapeutin: Neuorientierung fördern
Die wesentlichen Aspekte dieses Abschnitts wurden bereits erwähnt: Der Abschied von kindlichen Erwartungen, von illusionären Vorstellungen bezüglich der eigenen Möglichkeiten steht ebenso an wie der Abschied von der sicherheits-

gebenden Therapie und von der Person der Therapeutin. Es ist ein Abschied in eine neue Selbstständigkeit, in der sich zeigen muss, inwieweit selbst verantwortete Ziele erreicht werden können.

Die Psychoanalyse hatte propagiert, dass damit die Trennung von Patient und Therapeut definitiv vollzogen werden müsse und dass dieser Schritt entwicklungsfördernde Wirkung habe. Im Rahmen des Tiefenpsychologischen kann man die Möglichkeit offen lassen, dass der Patient gelegentlich berichtet, wie es ihm weiter ergangen ist. Es gibt gute Erfahrungen damit (jedenfalls habe ich solche gemacht), ehemalige Patienten nach ein bis zwei Jahren anzuschreiben und zu fragen, wie es ihnen geht. Die meisten sind bereit, zu einem Nachgespräch zu kommen, das immer interessant ist im Rückblick auf das Verständnis der therapeutischen Situation. Manche von ihnen bitten dann um einige weitere Sitzungen, damit sie etwas, das ihnen inzwischen klar geworden ist oder was sich entwickelt hat, abschließend klären können.

3.10 Das Behandlungsergebnis

3.10.1 Therapieprozess und Veränderungserfahrung

Zum Ende der Behandlung stellt sich eine Reihe von Fragen: Was ist ein wünschenswertes Behandlungsergebnis? Was ist realistisch erreichbar? Woran lässt sich das Ergebnis ablesen? Wer ist geeignet, das Ergebnis zu beurteilen: die Therapeutin, der Patient, der unabhängige Therapieforscher, die Krankenkasse?

Fallbeispiel

Die Patientin war bei Behandlungsbeginn eine sachlich kühle, distanziert intellektuell wirkende Studentin mit großem Ehrgeiz und einer zwanghaften Haltung, hinter der sich soziale Ängste verbargen. Ihre emotionale Ausrichtung galt ihrer allein lebenden Mutter; Männern gegenüber war sie sehr schüchtern, einen Freund hatte sie nicht. Trotz vieler Kontakte in einem ehrgeizig betriebenen Studium hatte sie keine näheren Beziehungen. Der junge Therapeut engagierte sich sehr für sie. Seine psychodynamische Hypothese war, dass ihre zwanghaften Züge dazu dienten, einen Versorgungs-Autarkie-Konflikt abzuwehren. Die Patientin hatte schon früh ihre Mutter trösten müssen, die von dem »bösen« Vater verlassen worden war. In der ersten Hälfte der Behandlung gelang es nur begrenzt, die erwähnte rigide Abwehr aufzulockern.

Dann erlebte die Patientin während der Sommerferien eine Labilisierung, die sie sehr beunruhigte, ihre immer schon spürbare Ängstlichkeit verstärkte sich, sie fürchtete, das Studium nicht bewältigen zu können, sah sich vor dem Zusammenbruch ihres Lebensentwurfs. Der Therapeut organisierte für sie eine stationäre Krisenintervention, in deren Verlauf die Patientin sich rasch wieder stabilisierte und sich darüber hinaus in einen Mitpatienten verliebte, zu dem sie eine vorsichtige, aber doch erstaunlich tragfähige Beziehung aufbaute.

Der Ausbruch der Angstsymptomatik und die stationäre Krisenintervention wurden von der Patientin zunächst als sehr beschämend erlebt, dann aber überwog der Stolz auf die Tatsache, dass sie nicht nur einen jungen Mann für sich gewinnen konnte, sondern auch dass sie sich von da an kritisch mit der Welt der Erwachsenen, d. h. konkret mit den Eltern, auseinanderzusetzen begann. Im Unterschied zu vorher trat sie nun ihrer Mutter kritisch gegenüber, sah sie als wesentlich verantwortlich für das Scheitern ihrer Ehe an und empfand Mitgefühl für den isoliert lebenden Vater. Sie fragte sich, für wen sie bisher ihre besonderen Studienleistungen erbracht hatte und was sie eigentlich vom Leben wollte. Nachdem ihre zwanghafte Abwehr sich gelockert hatte, trat an die Stelle ihres Selbstverständnisses als fleißige Studentin und loyale Tochter das einer labilisierten Jugendlichen, die sich ihrer Beziehungsunsicherheit und wenig ausgeprägten Identität zunehmend bewusst wurde. Sie wechselte in eine Frauen-Wohngemeinschaft, fuhr nur noch selten nach Hause, nahm zur Verbesserung ihrer finanziellen Lage einen Job an und bemühte sich um Kontakte zu Mitstudenten. In der Folge befasste sie sich intensiver mit ihrem Vater, erinnerte sich an Zeiten der Verbundenheit und gemeinsamer Aktivitäten, bevor sie in der Ehekrise ihrer Eltern die Rolle als Trösterin und Rächerin ihrer unglücklichen Mutter eingenommen hatte. In der Beschäftigung mit dieser Epoche ihres Lebens wuchs ihr Verständnis für das Unglück beider Eltern, aber auch für ihre eigenen belasteten Entwicklungsbedingungen und ihre Startschwierigkeiten in ein Leben als erwachsene Frau. Die anfänglich bestehenden Zwänge waren ganz in den Hintergrund getreten. Das war der Stand ihrer therapeutischen Entwicklung als das bewilligte Stundenkontingent (100 Sitzungen TP) zu Ende ging.

Ist das ein gutes Ergebnis oder ein schlechtes? An die Stelle der zwanghaften Beziehungslosigkeit zu Beginn der Behandlung sind jetzt vielfältige Bemühungen getreten, an einem altersadäquaten Leben teilzunehmen. Der Therapeut überlegte, ob der Patientin vielleicht ein Stück weiterer therapeutischer Begleitung gut täte, so lange, bis sie sich im Erwachsenendasein angekommen fühlt. Andererseits hat eine Therapie nicht den Anspruch, eine in Angriff genommene Entwicklung bis zu einem idealen Endpunkt zu begleiten. Wenn man gelegentlich mit Patienten spricht, die 2000 Stunden absolviert haben, erschrickt man darüber, wie unabgeschlossen ihre Entwicklung trotzdem sein kann.

Der entscheidende Punkt ist ein anderer: Es gilt zu prüfen, inwieweit die Patientin das therapeutische Denken und Handeln so weit internalisieren konnte, dass sie nun imstande ist, den Dialog, den sie in der Therapie real erlebt hat, innerlich fortzuführen. »Wenn ich Probleme habe, rede ich auch heute noch innerlich mit meinem Therapeuten«, so lautet ein Item der rückblickenden Selbsteinschätzung von Patienten, das in unserer Therapiestudie mit gutem Behandlungserfolg und auch mit positiver weiterer Entwicklung hoch korreliert (Rudolf et al. 2012).

So erscheint es zweckmäßig, in der Abschlussphase der Behandlung speziell diesen Internalisierungsvorgang aktiv zu fördern, d. h. mit der Patientin zusammen einzuüben, wie sie nach Ende der Behandlung innerlich das Therapiegespräch fortsetzen kann, um weiter und unabhängig von der Realpräsenz des Therapeuten an ihrem Fokusthema zu arbeiten.

3.10.2 Objektivierende Beurteilung des Therapieergebnisses

Die vordergründig einfachste Methode, um Behandlungsergebnisse zu objektivieren, ist der Vergleich der Symptomausprägung zum Zeitpunkt vor Behandlungsbeginn und nach Therapieende, sei es für die Symptombelastung generell, sei es für einzelne Leitsymptome. Dieses Vorgehen wird seltener für einzelne Behandlungen, sondern eher für die Therapiebewertung von symptomhomogenen Patientengruppen verwendet. So konnten wir in der Heidelberger Psychotherapiestudie zeigen, dass sowohl TP als auch AP imstande sind, die meisten Symptome signifikant zu reduzieren, das entspricht auch dem Stand der Literatur zur Psychotherapieforschung (Grande et al. 2006).

Symptomminderung ist ein unverzichtbares Ergebniskriterium (und forschungspolitisch wichtig), aber es ist im psychodynamischen Verständnis nicht das wesentliche Therapieziel. Das Anliegen der psychodynamischen Psychotherapie ist, wie oben in dem Fallbeispiel angesprochen, die Umstrukturierung der dysfunktionalen Psychodynamik. Im Sinne der OPD bedeutet das eine Veränderung der dysfunktionalen Beziehungsmuster, ein Bewusstwerden des Konfliktthemas oder der strukturellen Einschränkungen und die Suche nach alternativen Verhaltensmöglichkeiten.

Um die therapeutische Veränderung in diesen Fokusbereichen einschätzen zu können, haben wir ein Instrument entwickelt (Heidelberger Umstrukturierungsskala; Rudolf et al. 2000), mit dem in Forschungsprojekten tätige Rater den Grad der therapeutischen Veränderung anhand von videographierten Patienteninterviews einschätzen können. Wir haben uns darauf verständigt, aus den diagnostischen OPD-Aspekten Beziehung, Konflikt und Struktur fünf Foki auszuwählen und im Therapieverlauf, bei Ende der Therapie bzw. in einer Katamnese den Grad der Umstrukturierung einzuschätzen. Das reicht von Nichtwahrnehmung des Fokusproblems (Stufe eins) über vage Fokuswahrnehmung (drei), zur Anerkennung und Erkundung des Fokus (vier) und über die Auflösung alter Strukturen im Fokusbereich (fünf) bis zu Stufe sieben (Auflösung des Fokus). Als Besserungskriterium hatten wir definiert, dass mindestens zwei Foki Stufe vier oder fünf erreicht haben. Die Patienten, bei denen das der Fall war, zeigten darüber hinaus eine gute Symptombesserung in GSI und IIP; sie äußerten rückblickend eine höhere Behandlungszufriedenheit und ließen bei einer Nachuntersuchung drei Jahre nach Behandlungsende ein signifikant besseres Befinden erkennen.

Während die signifikante Symptomreduzierung bei Therapieende bei beiden Methoden (AP und TP) gleich ausgeprägt war, zeigten die analytischen Psychotherapien in der Intensität der Umstrukturierung höhere Werte als die tiefenpsychologisch fundierten. Dabei ist freilich zu berücksichtigen, dass AP etwa die doppelte Therapiezeit und die dreifache Zahl der Sitzungen zur Verfügung hat und die TP in der Studie jener Zeit von Psychoanalytikern bevorzugt als supportive Therapie bei problematischen Patienten angewendet wurde, die für AP nicht geeignet schienen.

OPD und die darauf aufbauenden Instrumente sind hilfreich, den psychodynamischen Prozess der therapeutischen Umstrukturierung verlässlich abzubilden. In der Psychotherapiestudie der Techniker Krankenkasse (Wittmann et al. 2011) wurde diese Umstrukturierung durch die Therapeuten selbst eingeschätzt (anstatt wie in der vorgenannten Studie durch unabhängige Beurteiler). Das erbrachte im Durchschnitt etwas höhere, d. h. optimistischere Umstrukturierungswerte, aber ähnliche Zusammenhangsmaße wie oben beschrieben. Man kann daher die Umstrukturierungsskala als Messinstrument oder auch als Denkmodell jedem Therapeuten empfehlen, der sich ein Bild vom Stand der therapeutischen Entwicklung während der Behandlung oder nach deren Ende machen möchte.

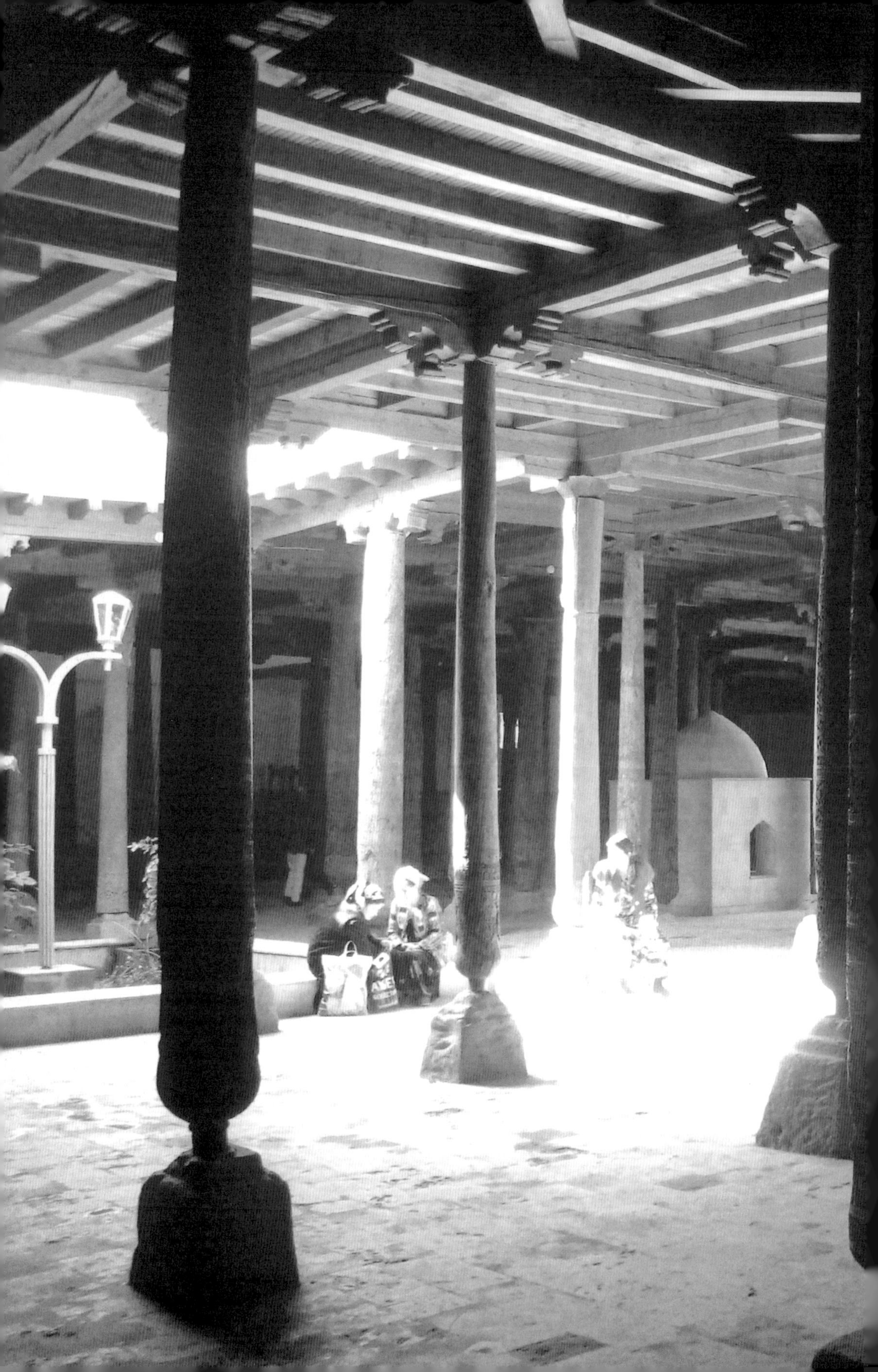

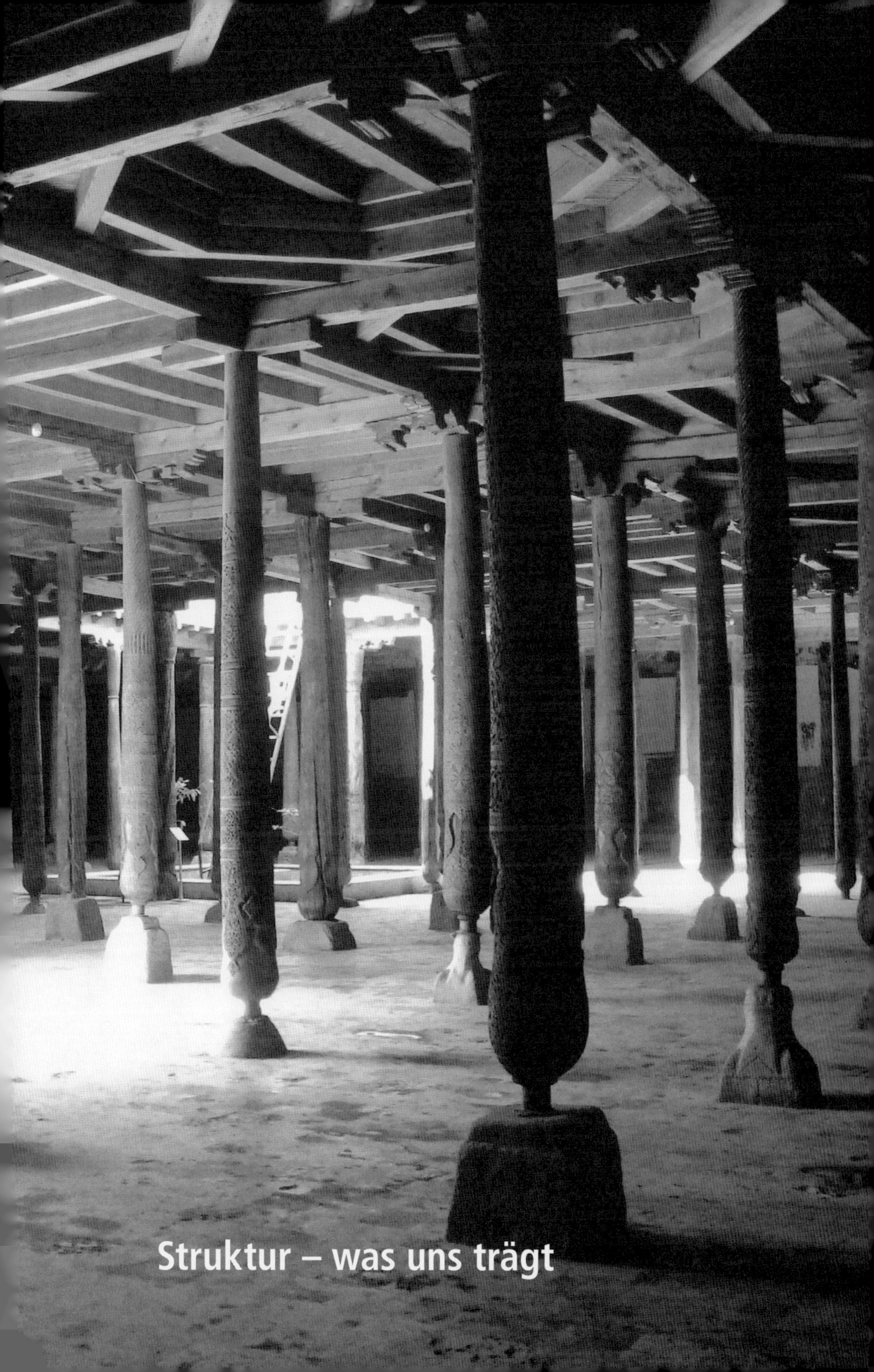

Struktur – was uns trägt

4 Spezielle Aspekte der Strukturbezogenen Psychotherapie

4.1 Psychoanalytische Bemühungen um schwierige Patienten

In den 120 Jahren, in denen sich psychoanalytische Theorie und Praxis seit Freuds frühen Entwürfen weiterentwickelt hat, spielte das Bemühen um »schwierige Patienten« verständlicherweise eine große Rolle. Sie waren es, die Therapeuten, ihre Konzepte und therapeutischen Verfahren immer wieder in ihre Grenzen verwiesen haben und sie veranlassten, andere Erklärungsmodelle und veränderte Behandlungstechniken zu erproben (vgl. Rudolf 1996c). Aus diesem langen Entwicklungsprozess sollen stichwortartig einige Schwerpunkte herausgegriffen werden, die später von der OPD aufgegriffen und speziell in der Strukturbezogenen Psychotherapie genutzt wurden.

Von Anfang an wurde bei der Behandlung schwieriger Patienten der Akzent nicht nur auf einen umschriebenen neurotischen Konflikt gelegt, sondern es wurde die neurotische Ausgestaltung der Gesamtpersönlichkeit, ihres Charakters betont. Bei der Zwangsneurose ist das zwanghafte Element gleichsam ein Fremdkörper, der die psychischen Abläufe der Person stört. Hingegen haben bei der zwanghaften Persönlichkeit oder dem zwanghaften Charakter die typischen Konflikte und spezifischen Abwehrformen des Zwanghaften die Gesamtpersönlichkeit so sehr durchdrungen, dass sie ich-synton geworden sind. So beschrieb etwa Alexander (1928) den »Neurotischen Charakter« und Reich (1928) seine spezielle Technik der Charakteranalyse, wobei Aspekte der Abwehr und ihrer Bearbeitung im Mittelpunkt standen. Ab den fünfziger Jahren wurden Aspekte der Ich-Entwicklung und Ich-Pathologie in den Vordergrund gestellt und im Zusammenhang damit Themen des Narzissmus. Mit dem Begriff Borderline eröffnete Kernberg (1967) die Diskussion über die unterschiedlichen Organisationsformen der Persönlichkeit (neurotisch – borderline – psychotisch) und verknüpfte sie mit der Narzissmusthematik (Kernberg 1978: »Borderline-Störung und pathologischer Narzissmus«), wobei er kategoriale und dimensionale Perspektiven des Strukturellen zu verbinden suchte.

Eine ganz andere Linie verfolgten jene Psychoanalytiker, die, wie zum Beispiel die britischen Objektbeziehungstheoretiker, Themen der frühen Beziehung und Bindung in den Vordergrund stellten. M. Balint betonte schon in den dreißiger Jahren das Bedürfnis des Säuglings nach bedingungsloser Responsivität und bezeichnete diese Art der Objektbeziehung als »primäre Liebe« (Balint 1937). Als Folge von Defiziten in der frühen Beziehung beschrieb er eine »Grundstörung« (basic fault) und entwickelte darauf bezogen später eine modifizierte Form analytischer Behandlung (Balint 1970: »Therapeutische Aspekte der Regression. Die

Theorie der Grundstörung«). Auch Fairbairn hatte schon in den vierziger Jahren betont, dass das früheste menschliche Grundbedürfnis nicht auf Triebbefriedigung, sondern auf eine befriedigende Objektbeziehung gerichtet sei. Bowlby (1951) beschrieb insbesondere die Haltefunktion der Erwachsenen bezogen auf das Bindungsbedürfnis des Babys. Die theoretische Konsequenz ist der Blick auf die Regulierungsfähigkeit, also eine dimensionale Perspektive der Struktur.

Zu den therapeutischen Konsequenzen in der Behandlung solcher frühen Störungen äußert sich Winnicott (1957): »… der Säugling hat in dem frühen Stadium keine Kenntnis von der Umwelt, d. h. keine, die hervorgeholt und als Material in der Psychoanalyse präsentiert werden könnte.« Im Gegensatz dazu glaubten Melanie Klein und ihre Anhänger, dass die frühen Erfahrungen durchaus psychoanalytisch rekonstruiert und in der therapeutischen Beziehung durchgearbeitet werden könnten. Die Grundannahme lautete, der Säugling sei darauf angewiesen, die in ihm vorhandene Unlust und Aggressivität auf die Mutter zu projizieren, die dieses Erleben containend aufnehmen und bewältigen muss. Von den Selbst-Psychologen hingegen (z. B. Kohut) wurde die Erfahrung des Selbst-Seins hervorgehoben, die das Baby in einer guten frühen Beziehung erwirbt und deren Internalisierung einen frühen strukturellen Reifungsschritt darstellt (Bacal 1990).

Auch deutsche Psychoanalytiker wie Schultz-Hencke, Dührssen und Schwidder entwickelten seit den fünfziger Jahren eigene Entwürfe, sie unterstrichen das frühe kindliche Bedürfnis nach emotionalem Vertrautwerden mit den Menschen und der Welt als intentionales Bedürfnis – etwas, das Erikson als Urvertrauen beschrieben hat. Die Folgen früher Störungen sind beim erwachsenen Patienten ein anhaltendes Fremdheitsgefühl, tiefverwurzeltes Misstrauen, Ungeborgenheit und Gefühlsleere (die »schizoide Neurosenstruktur« als kategoriale Perspektive). Darauf bezogen habe ich in Abgrenzung zu den Ich-psychologischen und narzissmustheoretischen Konzepten eine Psychodynamik der frühen Beziehungsstörungen (intentional-kommunikative Störung) und einen darauf ausgerichteten Therapieansatz beschrieben (Rudolf 1977: »Krankheiten im Grenzbereich von Neurose und Psychose. Ein Beitrag zur Psychopathologie des Ich-Erlebens und der zwischenmenschlichen Beziehungen«).

In diesem Zusammenhang ist es interessant, dass auch Anna Freud (1972, Bd. 19, S. 2643f.) eine klare Position bezogen hatte, in der sie die frühen und die reiferen konfliktneurotischen Störungen deutlich voneinander unterschied: »… zur Bildung von Konflikten, Konflikt-Abwehr und Kompromissbildungen ist der psychische Apparat erst im späteren Alter fähig, nämlich mit zunehmender Ich- und Über-Ich-Entwicklung und unter dem Bedürfnis nach Realitätsanpassung und Wunscherfüllung.« Nach ihrer Einschätzung entwickeln sich als Folge schwieriger früher Bedingungen in der Beziehung von Säugling und Mutter nicht Konflikte, sondern gestörte Entwicklungsprozesse bzw. Entwicklungsrückschläge. Diese führen »zu allen Arten von Ich-Defekten, Mängeln und Verzerrungen, wie man sie von Borderline-Störungen oder psychotischen Krankheitsbildern kennt«. Mit anderen Worten: Neurosen und frühe Entwicklungsstörungen sind zwei sehr unterschiedliche Dinge.

4.2 Entwicklungspsychologische Grundlagen der Persönlichkeit und der strukturellen Störung

Eine entscheidende Voraussetzung auf dem Wege zu dem heutigen Verständnis struktureller Störungen bildeten die Fortschritte in der Entwicklungspsychologie und Kleinkindforschung, wo zum Beispiel neuere technische Entwicklungen (in der Videoanalyse von Beziehungsverhalten) ein vertieftes Verständnis der Beziehungs- und Bindungsstörung ermöglichten. Dieser Zugang wurde von eher traditionellen Psychoanalytikern zunächst heftig zurückgewiesen, weil er nicht von der Innenwelt der beteiligten Subjekte ausgeht, sondern deren äußerlich sichtbares Verhalten untersucht.

Die darauf bezogene Forschung untersuchte nicht den Säugling als Individuum, sondern das System »Säugling – versorgende Umwelt«. Die Studien von Papousek oder Stern, zusammenfassend dargestellt zum Beispiel von Dornes (1997, 2000, 2004), beschreiben eine Fülle von wichtigen Teilaspekten der frühen Beziehung (die später für die Entwicklung der Strukturbezogenen Psychotherapie wichtig wurden). Da wurde die innere Ausrichtung (das innere Präokkupiertsein) der Eltern, speziell der Mutter, bezogen auf das Baby beschrieben. Man beobachtete die Entwicklung von frühen Formen der mimischen und lautlichen Kommunikation, weiterhin in diesem Kontext das Generieren von Freudeaffekten und die gemeinsame Bewältigung von Unlustaffekten des Babys. Die Nähe des wichtigen Objekts, seine positiven Antworten und seine emotionale Unterstützung bilden den Kern dessen, was internalisiert als Erfahrung der sicheren Bindung beschrieben wurde.

Damit das Kind positive Beziehungserfahrungen machen kann und in ihm eine solche innere sichere Bindung entsteht, sind auf Seiten der betreuenden Erwachsenen bestimmte Voraussetzungen notwendig: Sie sollten versuchen, bei kindlichen Unlustäußerungen zu verstehen, was objektiv der Fall ist und wie das Baby subjektiv empfindet. Dazu müssen sie imstande sein zu mentalisieren, d.h. die kindliche Situation nachzuempfinden und emotional angemessen darauf zu reagieren, dies würde z.B. bedeuten, mit ihrer Stimme und ihrem Handeln beruhigend einzuwirken. Fonagy und seine Mitarbeiter (2002) haben zahlreiche Studien durchgeführt und weitere zusammengefasst und damit das Zusammenspiel zwischen dem elterlichen Verhalten und der kindlichen Entwicklung/Fehlentwicklung, speziell die Entwicklung des Selbst und die Fähigkeit zur Mentalisierung, deutlich werden lassen. Später haben Bateman und Fonagy (2004) daraus ihr Modell der Mentalisierungsbasierten Therapie abgeleitet.

Unter ausreichend günstigen Voraussetzungen (bindungssichere Eltern) macht das Kind eine Reihe von wichtigen und entwicklungsfördernden Erfahrungen:

Es kann bei Unlusterfahrungen gehalten und beruhigt werden, speziell dadurch, dass ihm die eigene Affektivität gespiegelt und markiert wird. In der Gegenbewegung zu Unlusterfahrungen versuchen Erwachsene, die Aufmerksamkeit des Kindes auf interessante Außenobjekte zu lenken und dabei gemeinsam positive Affekte zu erleben. Dabei spielen emotionale Ansteckung und körperliche Imitation eine wichtige Rolle.

Alles das ist unwahrscheinlich in Familien, die durch Bedingungen wie Personenverluste, psychische Krankheiten, Delinquenz, Flucht, Vertreibung etc. psychosozial zu sehr belastet sind, als dass sie dem Kind die erwähnten entwicklungsfördernden Erfahrungen vermitteln könnten. Das bedeutet für das Kind:

- unzureichende Erfahrung, in negativen Affekten gehalten und beruhigt zu werden,
- unzureichende Erfahrung gemeinsamer Freude-Affekte,
- unzureichende Unterstützung in der Selbstregulierung,
- unzureichende Unterstützung im Verstehen der eigenen Person,
- unzureichende Ermutigung zur Beziehungsaufnahme und emotionalen Bindung.

Solche defizitären Erfahrungen bedeuten für das Kind anhaltenden Stress, die Unfähigkeit, sich selbst zu beruhigen, eine negative Konnotierung von Beziehungserfahrung und Selbsterleben und damit letztlich die fehlende Entfaltung von strukturellen Fähigkeiten.

Während die Konfliktthemen, die später, d. h. in der mittleren Kindheit, entstanden sind, im szenischen Gedächtnis des Kindes, also in Bildern und Sprache, gespeichert wurden und grundsätzlich bewusstseinsfähig werden können, sind die oben beschriebenen frühen Erfahrungen der gestörten interpersonellen Regulation und emotionalen Belastung neurobiologisch und endokrin verankert. Es sind bleibende Muster von Erregung/Hemmung in den jeweils heranreifenden zerebralen Strukturen der unteren und mittleren limbischen Ebene (Roth & Strüber 2014). Das bedeutet, sie sind weder erinnerbar noch löschbar, da sie nicht im szenischen Gedächtnis gespeichert sind. Sie sind auch nicht unbewusst oder verdrängt, da zum Zeitpunkt ihrer Entstehung solche Strukturen noch nicht gebildet waren. Ihre Folgeerscheinungen sind für die betroffenen Patienten ich-synton, d. h. sie werden nicht als auffällig erlebt und reflektiert. Subjektiv leidvoll erfahren werden hingegen die sozialen Folgeerscheinungen dieser strukturellen Ausfälle.

Auf dieser Grundlage können sich Repräsentanzen des eigenen Selbst und der wichtigen Objekten nicht realitätsgerecht entwickeln, sie sind durch Ängste, Wünsche und Wutaffekte verzerrt, wenig realitätsgerecht und dysfunktional. Eine verlässliche Empathie für andere kann nicht aufgebaut werden. Unter diesen Bedingungen misslingt auch die innerseelische Regulation im Sinne der Abwehr, die unreif bleibt (z. B. Spaltung, Projektion), sodass eine wenig steuerbare Impulsivität und Emotionalität resultiert.

Das Bemühen, diese Zustände auszugleichen, mobilisiert Bewältigungsstrategien, die überwiegend dysfunktional und selbstschädigend sind, wie zum Beispiel:

- soziale Vermeidung und sozialer Rückzug,
- Rückzug in Ersatzwelten (Alkohol, Drogen),
- Selbststimulierung und Selbstverletzungen,
- das Einnehmen einer Opferposition,
- Entwicklung narzisstischer oder histrionischer Bewältigungsmuster.

Auf dieser Grundlage entstehen in verschiedenen Alters- und Entwicklungsstufen klinische Bilder, von denen hier die schwerwiegenden genannt werden:

- Frühe Kindheit: Regulationsstörungen (Schlafstörungen, Fütterungsprobleme, Schreistörung)
- Kindheit: hypermotorische Störungen, externalisierende Störungen
- Adoleszenz: Sucht, Delinquenz, sexuelle und Gewalterfahrungen in problematischen Peergroups
- Junges Erwachsenenalter: Persönlichkeitsstörungen, Suchtverhalten, Essstörungen
- Älteres Erwachsenenalter: chronische Somatisierung, fehlende Compliance bei somatischen Erkrankungen, Spätfolgen von Sucht und Selbstschädigung

4.3 Von der Operationalisierten Psychodynamischen Diagnostik zur Strukturbezogenen Psychotherapie

1992 fand sich eine Gruppe von psychodynamisch orientierten Hochschullehrern und Klinikleitern zusammen mit dem Ziel, ihre Konzepte operational zu definieren, sodass sie wissenschaftlich geprüft und einheitlich gehandhabt werden konnten. Man entwickelte ein System mit vier voneinander unabhängigen Achsen (Krankheitserleben, Beziehung, Konflikt, Struktur) und verknüpfte sie mit der fünften Achse ICD-10. Während sich die Konflikt-Achse auf die traditionelle psychoanalytische Konfliktdynamik beziehen konnte, mussten die übrigen Achsen neu konfiguriert und empirisch geprüft werden. 1996 konnte das erste diagnostische Manual OPD-1 vorgelegt werden, 2006 wurde OPD-2 als »Manual für Diagnostik und Therapieplanung« veröffentlicht. Ein erster Entwurf der Strukturachse findet sich im Lehrbuch Psychotherapeutische Medizin (Rudolf 1993c und in den folgenden acht Aufl.). Die erste OPD-offizielle Veröffentlichung zur Struktur erfolgte 1995, die Struktur-Checkliste erschien 1998.

Bis dahin galt für psychodynamische Therapien die Vorstellung, dass therapiegeeignete Patienten idealerweise ein gutes bis mäßiges Strukturniveau aufweisen sollten. Das bedeutete, sie sollten in der Lage sein, ihr Selbst reflexiv zu erkunden und zu ihrem Gegenüber emotionalen Kontakt aufzunehmen. Sie sollten die Grenzen zwischen der eigenen Person und dem Anderen, also zwischen dem Selbst und den Objekten, sicher ziehen können, ohne dass es zu Fusionen (und Konfusionen) kommt. Ergänzend zu diesen Fähigkeiten der differenzierten Wahrnehmung würde man von einer ausreichend strukturierten Persönlichkeit erwarten, dass sie ihre innerseelischen Gefühlsbewegungen aushalten und ihre Handlungsimpulse steuern kann, ohne von ihnen überflutet zu werden. Das bedeutet, dass sie »bei sich bleiben« kann (anstatt unter Affektdruck »außer sich« zu geraten) und, dass sie andere Menschen ausreichend verstehen, einfühlen und akzeptieren kann, so wie sie sind.

Hingegen bedeutet ein reduziertes Strukturniveau, dass alles das nicht gut möglich ist. Die Patienten bleiben sich selbst fremd und erleben die Anderen als unvertraut. Sie verstehen weder die eigenen Affektzustände noch die Gefühle anderer, was zu schwerwiegenden Beziehungsabrissen und Rückzugstendenzen führt und im Versuch, dieses zu bewältigen, zu Selbstschädigung und anderen dysfunktionalen Verhaltensweisen Anlass gibt. Dort, wo die Fremdheit vor allem das eigene Körpererleben betrifft, können vielfältige Formen von selbstschädigendem Umgang mit dem eigenen Körper (Selbstverletzungen, Suchtverhalten, Essstörungen etc.) resultieren. Der Versuch, mit solchen Patienten eine tragfähige therapeutische Beziehung aufzubauen und die Übertragungs-Gegenübertragungs-Beziehung durchzuarbeiten, wird mit großer Wahrscheinlichkeit scheitern. Zur Kennzeichnung solcher Patienten wurden globale Charakterisierungen wie Ich-Störung, Charakterproblematik, narzisstische Störung, Persönlichkeitsstörungen, frühe Störung, Alexithymie herangezogen.

Ein begrenzter Behandlungsplan, der solche Patienten stützend zu begleiten und zu fördern sucht, kann wenig Nachhaltiges bewirken, weil die strukturelle Störung ausschließt, dass therapeutische Erfahrungen internalisiert werden können. Darauf aber sind alle Formen von Psychotherapie angewiesen. Vor dem Hintergrund solcher therapeutischer Erfahrungen setzten wir auf die Hoffnung, mithilfe des Strukturkonzepts neue therapeutische Möglichkeiten zu eröffnen.

Ein vorläufiges Fazit des in der OPD entwickelten Strukturkonzepts wurde auf einem Symposion in Heidelberg 1999 diskutiert und 2002 veröffentlicht (Rudolf, Grande, Henningsen: »Die Struktur der Persönlichkeit. Vom theoretischen Verständnis zur therapeutischen Anwendung des psychodynamischen Strukturkonzepts«). Hier wurde unter Mitarbeit von 16 Autoren, die meisten davon Mitglieder der OPD, ein Überblick gegeben über den Strukturbegriff, die strukturellen Funktionen und ihre Integrationsniveaus, ferner über entwickelte Instrumente und vorliegende empirische Untersuchungen.

Auf dieser Grundlage wurde für die strukturellen Störungen, wie sie bei schweren Persönlichkeitsstörungen vorliegen, in der oben genannten Veröffentlichung 2002 ein erster systematischer Entwurf der Strukturbezogenen Psychotherapie vorgelegt. Dieser wurde für die Behandlung von Erwachsenen, aber auch von Kindern und Jugendlichen beschrieben. Andere Beiträge diskutierten entwicklungspsychologische, affektpsychologische, familiendynamische, psychiatrische, psychoanalytische und weitere Aspekte des Strukturthemas. 2004 wurde ein Manual der Strukturbezogenen Psychotherapie in der ausführlichen Buchform veröffentlicht und mit dem Heigl-Preis ausgezeichnet. Themen der Indikation wurden 2007 und 2012 diskutiert, eine umfangreiche Zusammenfassung der bis dahin vorliegenden Forschungsdaten zur Struktur findet sich bei Rudolf (2012) im Handbuch der Strukturdiagnostik (Doering & Hörz 2012), OPD im Psychotherapie-Antrag wird in Stasch, Grande, Janssen, Oberbracht, Rudolf (2016) dargestellt.

Nach diesem orientierenden Überblick über die Entwicklung der Strukturbezogenen Psychotherapie werden wir in Kapitel 4.4 spezielle Fragen der Diagnostik und in den weiteren Abschnitten Fragen der therapeutischen Haltung und Technik diskutieren, die insbesondere für die TP bedeutsam sind. Hier wird heute im Gegensatz zu früher die Fähigkeit zuerkannt, Struktur als dimensionale Kategorie therapeutisch zu bearbeiten, weil das im Rahmen Strukturbezogener Psychotherapie ohne tiefe Regression möglich ist.

4.4 Die Merkmale struktureller Störungen und ihre diagnostische Erfassung

Strukturelle Störungen als Folgen von lebensgeschichtlich früh erfolgten Entwicklungsstörungen haben massive Auswirkungen auf das Selbstverständnis, die Selbstregulation des Patienten und auf seine Beziehungsgestaltung. Die Störungen werden besonders deutlich erkennbar anlässlich von Entwicklungsschwellen (Einschulung, Adoleszenz, junges Erwachsenenalter, Lebensmitte, Alter). In diesen Zeiten stellen sich ausgeprägte Anforderungen an neue Formen der Beziehungsfähigkeit und des Selbstverständnisses. So wirken die Veränderungen der äußeren Lebensrealität und anstehende Entwicklungsschritte häufig als symptomauslösende Faktoren, die zum Beispiel das Erleben von Entfremdung, Entleerung, Resignation oder Verzweiflung bewirken, was wiederum nicht selten zu selbstschädigendem Verhalten und Suchtentwicklung (als Bewältigungsversuch) führen kann.

Die Diagnostik struktureller Störungen sollte von der Therapeutin möglichst in der Form eines Interviews durchgeführt werden, das die einzelnen strukturellen Merkmale ganz konkret in den Blick nimmt. Voraussetzung dafür ist freilich, dass die Diagnostikerin eine Vorstellung von den wichtigsten strukturellen Fähigkeiten vor Augen hat. Eine allgemeine psychodynamische Diagnostik liefe Gefahr, die beschriebenen Beschwerden als Ausdruck von allgemeiner neurotischer Ängstlichkeit oder depressiver Gestimmtheit zu verstehen und sie psychodynamisch vor dem Hintergrund eines neurotischen Konflikts zu interpretieren.

Für die Strukturdiagnostik hilfreich sind die OPD-basierten Instrumente, in denen die wichtigsten strukturellen Funktionen aufgeführt sind bzw. in denen die Stufen des strukturellen Integrationsniveaus beschrieben werden: Die Beschreibung der Struktur-Checkliste (in Rudolf et al. 2000 oder in den OPD-Büchern) liefert detaillierte Beschreibungen der einzelnen strukturellen Funktionen und des Grades ihrer Einschränkung (in vier Stufen und drei Zwischenstufen). Tabelle 4 gibt einen Überblick über die strukturellen Funktionen, Tabelle 5 erläutert die verschiedenen Stufen der Einschätzung des strukturellen Niveaus.

Die Einteilungslogik in der Übersicht der strukturellen Funktionen (Tab. 4) ist so, dass auf der linken Seite Störungen des Selbsterlebens und der Selbstorganisation/Selbststeuerung beschrieben sind und auf der rechten Seite Beeinträchtigungen der emotionalen und kognitiven Beziehung und Bindung.

Die Einschränkungen struktureller Fähigkeiten müssen nicht auf Umwegen erschlossen werden, sondern können ganz konkret vom Patienten im Rahmen eines Interviews erfragt werden, bei dem Therapeut und Patient sich ein Bild machen von der Verfügbarkeit über wichtige strukturelle Fähigkeiten. Dabei gilt es für die Therapeuten, ihre Sprache auf die Alltagserfahrung und soziale Realität ihrer jeweiligen Patienten auszurichten: z. B.

- Selbstreflexion: »Können Sie in sich selbst hineinschauen und merken was mit Ihnen los ist oder verstehen Sie sich häufig selbst gar nicht?«
- Identität: »Haben Sie ein sicheres Gefühl dafür, wer Sie eigentlich sind, was

Tab. 4: Übersicht über die strukturellen Funktionen.

1. Selbstwahrnehmung und Objektwahrnehmung	
1.1 Selbstreflexion	1.4 Selbst-Objekt-Differenzierung
1.2 Affektdifferenzierung	1.5 Ganzheitliche Objektwahrnehmung
1.3 Identität	1.6 Realistisches Objekterleben
2. Steuerung	
2.1 Impulssteuerung	2.4 Beziehung schützen
2.2 Affekttoleranz	2.5 Interessenausgleich
2.3 Selbstwertregulierung	2.6 Antizipation
3. Kommunikation	
3.1 Affekterleben	3.4 Emotionaler Kontakt
3.2 Phantasie nutzen	3.5 Affektausdruck
3.3 Körperselbst	3.6 Empathie
4. Innere Bindung und äußere Beziehung	
4.1 Internalisierung	4.4 Bindungsfähigkeit
4.2 Introjekte nutzen	4.5 Hilfe annehmen
4.3 Variable Bindungen	4.6 Bindungen lösen

Ihre sexuelle Orientierung ist, wo Sie sozial hingehören, wer zu Ihnen passt usw.?«

- Affekttoleranz: »Können Sie mit Gefühlsregungen gut umgehen oder fürchten Sie, davon überwältigt zu werden, zum Beispiel von Traurigkeit oder Wut oder Verzweiflung?«
- Empathie: »Können Sie sich gut in andere hineinversetzen und sich vorstellen, wie es einem Anderen momentan geht?«
- Internalisierung: »Können Sie dafür sorgen, dass gute Erfahrungen mit anderen Menschen in Ihnen lebendig bleiben und Ihnen gut tun?«

Bei der diagnostischen Entscheidung für ein bestimmtes Integrationsniveau tendieren Therapeuten im Bericht zum Antrag meist deutlich zur positiven Seite hin. Zuweilen findet sich selbst bei massiven Beziehungsstörungen und der klinischen Diagnose Borderline-Persönlichkeitsstörung ein »gutes bis mäßiges Strukturniveau« angegeben. Vielleicht soll das den Gutachter beschwichtigen oder die eigene Zuversicht zum Ausdruck bringen, realistisch ist es jedenfalls nicht und

Tab. 5: Die Einschätzung des strukturellen Niveaus.

Wie ist das Integrationsniveau der psychischen Struktur einzuschätzen?
gut integriert Relativ autonomes Selbst; strukturierter psychischer Binnenraum, in dem intrapsychische Konflikte spielen können; Fähigkeit zur Selbstreflexion und realitätsgerechten Wahrnehmung des anderen; Fähigkeit zur Selbststeuerung; empathiefähig; ausreichend gute Objekte. Zentrale Angst: die Zuneigung des Objekts verlieren.
gut bis mäßig
mäßig integriert Intrapsychische Konflikte; destruktive, selbstentwertende und autodestruktive Tendenzen; Schwierigkeit, Selbstbild und Identität zu gewinnen; Übersteuerung und Impulsdurchbrüche; schwierige Selbstwertregulation; Objektbilder auf wenige Muster eingeengt; wenig empathiefähig; dyadische Beziehungen sind vorherrschend. Zentrale Angst: das wichtige Objekt verlieren.
mäßig bis gering
gering integriert Wenig entwickelter psychischer Binnenraum, geringe Differenzierung psychischer Substrukturen; Konflikte interpersonell statt intrapsychisch; große Kränkbarkeit; Abwehr: Spaltung, Idealisierung, Entwertung; fehlende Empathie und eingeschränkte Kommunikationsfähigkeit; innere Objekte vorwiegend verfolgend und strafend. Zentrale Angst: Zerstörung des Selbst durch Verlust des guten Objekts oder durch das böse Objekt.
gering bis desintegriert
desintegriert ≠ desorganisiert Fehlende Kohärenz des Selbst und überflutende Emotionalität durch Abwehrmuster i. S. postpsychotischer, posttraumatischer, perverser Organisationsformen überdeckt. Selbst- und Objektbilder erscheinen konfundiert. Empathisches Objektwahrnehmen so gut wie unmöglich. Verantwortung für eigenes impulsives Handeln wird nicht erlebt (die Dinge geschehen einfach). Gegenübertragung geprägt durch die Erfahrung des Unverständlichen oder Bedrohlichen.

der schwierige Verlauf der Behandlung wird die Therapeutin häufig genug mit dem Gegenteil konfrontieren.

Als Fazit des diagnostischen Interviews ist es empfehlenswert, dem Patienten eine Rückmeldung zu geben, in der die auffallendsten strukturellen Defizite als Problem benannt werden (das lässt sich zur besseren Akzeptanz verknüpfen mit der Benennung von relativ gut ausgeprägten Fähigkeiten des Patienten).

Aus dieser diagnostischen Rückmeldung lässt sich auch ein Fokusvorschlag für die geplante Behandlung ableiten, d. h. ein Angebot an den Patienten, mit ihm zusammen an dieser konkreten Schwierigkeit zu arbeiten. Zu diesem Zeitpunkt wird sich die Therapeutin eindeutig »hinter« den Patienten stellen, ehe sie sich später ihm gegenüber positioniert und ihn auch konfrontiert

Die diagnostische Erfassung von strukturellen Defiziten in einem speziellen Interview ist diagnostisch wichtiger als der Nachweis von biografischen Belastungssituationen, die möglicherweise zu diesen Defiziten geführt haben. Bei einem Teil der diagnostischen Gespräche bleiben die Familienprobleme, die zu einer strukturellen Entwicklungsstörung geführt haben, vorläufig im Dunkeln, tauchen aber nicht selten im Therapieverlauf auf, wenn etwa eine lange verschwiegene Familienkatastrophe zum Vorschein gebracht werden darf.

4.5 Die therapeutische Haltung in der Strukturbezogenen Psychotherapie

Es hat sich therapeutisch bewährt, Patienten mit strukturellen Störungen in einer spezifischen therapeutischen Haltung gegenüberzutreten. Diese Haltung ist eine Antwort auf das Erleben des Patienten: Ihre eingeschränkte Fähigkeit zur Selbstreflexion, speziell was die Differenzierung eigener Affekte angeht (Mentalisierungsstörung), macht es ihnen schwer, Geschichten, d.h. typische Episoden, aus der eigenen Erfahrung zu schildern. Darüber hinaus aber hindern sie ihre Beziehungsstörungen daran, sich überhaupt an jemanden zu wenden oder sich gar vertrauensvoll mitzuteilen. Sie wirken daher oft einsilbig lustlos wie Jugendliche (»keine Ahnung!«).

Die Therapeuten reagieren in ihrer Gegenübertragung darauf selten mit spontaner Sympathie, sondern bleiben emotional distanziert oder fühlen sich unbehaglich. Mitunter ist die negative Gegenübertragung auch heftig, sie beinhaltet starke Müdigkeit, körperliches Unbehagen oder Verwirrung, aber auch aggressive oder sexuelle Fantasien können auftauchen in der Vorstellung, den Patienten auf irgendeine Weise erreichen zu wollen (wenn es in Therapien zu sexuellen Übergriffen kommt, dann am ehesten zwischen männlichen Therapeuten und strukturell gestörten [Borderline-]Patientinnen).

Die schwierige Einstellung der Therapeuten ändert sich, wenn sie die Einsilbigkeit ihrer Patienten nicht als trotzige Verweigerung, sondern als Ausdruck ihrer Sprachlosigkeit und emotionalen Einschränkung verstehen, d.h. letztlich als Ausdruck einer lebensgeschichtlich früh erworbenen Beziehungsstörung. Aus der dadurch geweckten Anteilnahme (Frau Heigl-Evers sprach vom »Erbarmen«) wird es möglich, eine entwicklungsfördernde Einstellung zu entwickeln. Es ist dies eine beelternde Einstellung, etwa so, wie halbwegs geduldige Eltern sie gegenüber ihren nicht immer einfachen jugendlichen Kindern aufbringen müssen. Diese Haltung verzichtet darauf, von dem Patienten etwas zu erwarten, was dieser nicht kann und macht stattdessen ein therapeutisches Angebot, wie das Fehlende gemeinsam erarbeitet werden kann, zum Beispiel die Fähigkeit, eigene Affekte und später auch die anderer Menschen, zu erfassen und verstehen zu lernen.

Der Respekt für das, was der Patient trotz seiner schwierigen Entwicklungsbedingungen in seinem bisherigen Leben realisieren konnte, seine Bewältigungsstrategien, ist ebenfalls geeignet, das therapeutische Interesse zu stärken. Auch das noch nicht Entwickelte im Leben des Patienten kann dazu beitragen: Welche Eigenschaften, Interessen, Begabungen deuten sich an, die von diesem Menschen in seinem bisherigen Leben noch nicht verwirklicht werden konnten?

Das Stichwort Bewältigung – es geht hier nicht um Abwehr, sondern um Versuche, den eigenen gespürten Defiziten etwas entgegenzusetzen – kann auf brauchbare, aber auch auf problematische Strategien hinweisen: Selbstschädigendes Verhalten, Sucht, extremer sozialer Rückzug oder risikoreiches Sexualverhalten als Bewältigung für Affektleere und Beziehungslosigkeit müssen ernst genommen und therapeutisch unter Abstinenz gestellt werden. Auch verantwortungsbewusste Eltern würden bei ihren jugendlichen Kindern nicht zusehen, wie diese ihre Gesundheit, ihren sozialen Status oder gar ihr Leben riskieren, sie würden darauf hinarbeiten, es zu verhindern und das muss die Therapeutin in ihrer beelternden Funktion auch tun. Es geht dabei nicht darum, Verbote durchzusetzen, sondern eine therapeutische Haltung einzunehmen, die Selbstschädigung und Selbstzerstörung zu verhindern sucht.

Die Chance, eine therapeutische Arbeitsbeziehung aufzubauen, basiert immer auch auf der Fähigkeit der Therapeutin, ihre Gegenübertragung zu bewältigen und eine akzeptierende fördernde Einstellung zu entwickeln. Aus dieser heraus wird vieles möglich. Wenn der Patient anfangs kaum von sich sprechen kann und keine bildkräftigen Narrative produziert, muss die Therapeutin dies selbst tun. Sie kann resümieren, was sie bisher von dem Patienten weiß und wo sie am ehesten seine Einschränkungen registriert. Vor allem wird sie immer wieder auf die in der Diagnostik getroffene Fokusvereinbarung zurückkommen, d.h. an die Verabredung erinnern, dass beide sich in geteilter Verantwortung mit einem bestimmten Thema (Fokus) beschäftigen wollen. Das ist eine für die TP kennzeichnende und wichtige Intervention.

Zur Aufgabe der Therapeutin gehört es auch, dem Patienten Erklärungsmodelle anzubieten. Viele Patienten, die emotional deutlich unentwickelt und hilflos wirken, sind durchaus imstande, rationale Erklärungen gut zu verstehen. So kann es hilfreich sein, mit dem Patienten über seine speziellen Entwicklungsbedingungen zu sprechen, etwa, dass der Patient in der Zeit, in der Kleinkinder einen dichten emotionalen Austausch mit ihren Eltern benötigen, lange Zeit in der Kinderklinik lag oder aus anderen Gründen von den nahen Kontakten abgeschnitten war, sodass ihm danach eine tief sitzende Unsicherheit im Verstehen und Ausdrücken von Gefühlszuständen geblieben ist. Folglich gilt es, beides, das Sich-Verstehen und das Sich-(sprachlich)-Ausdrücken, in der Therapie immer wieder besonders zu beachten und gewissermaßen einzuüben. Ein guter Indikator für eine therapeutische Entwicklung ist das zunehmende Auftauchen von Affektwörtern in den Schilderungen des Patienten, etwas das die Therapeutin zunächst vormachen muss.

4.6 Unterschiedliche therapeutische Positionen

Sich hinter den Patienten stellen

In den oben angedeuteten Aktivitäten stellt sich die Therapeutin gleichsam hinter den Patienten. Sie teilt seine Sicht und identifiziert sich mit seiner Position. Das bedeutet auch, dass sie sein Leid annimmt und die Klage des Patienten emotional verarbeitet (Containing). Daraus resultiert eine Haltung der Sorge, die versucht positive Entwicklungen zu fördern und Schaden zu vermeiden. Hinter dem Patienten stehend kann die Therapeutin ihm zeitweise eigene Fähigkeiten, speziell eigene Ich-Funktionen zur Verfügung stellen, ihn dadurch stützen und mit ihm gemeinsam seine Welt in Augenschein nehmen: Die Therapeutin in der Funktion eines Hilfs-Ich.

Sich dem Patienten gegenüberstellen

Eine therapeutisch wichtige zweite Position ist es, dem Patienten gegenüberzutreten und ihm wie ein Spiegel sein Bild zurückzugeben. Damit erfährt der Patient, was er in einem Gegenüber auslöst (das Heigl'sche »Prinzip Antwort«). Diese Position betont aber auch, dass Patient und Therapeut zwei unterschiedliche Menschen sind, sie unterstreicht die »Alterität«. Das kann eine bedeutsame Alternative darstellen zu symbiotischen Verschmelzungswünschen des Patienten, der sich wünscht, ohne Worte verstanden zu werden. Zudem fördert sie die Verantwortungsübernahme für die eigene Position. Therapeutisch wichtig ist es, dass die Therapeutin in der Position des Gegenübers bei ihren Wahrnehmungen bleibt (wie ein Spiegel) und keine Vermutungen über möglicherweise Dahinterliegendes äußert oder gar Deutungen gibt.

Sich neben den Patienten stellen

Eine weitere Position ergibt sich, wenn die Therapeutin neben dem Patienten stehend, seine Situation betrachtet, so wie das etwa geschehen würde, wenn Patient und Therapeut gemeinsam ein Stück Video aus seinem Leben anschauen würden. Hier wird der Patient eingeladen, gleichsam als Experte seiner selbst zu fungieren und mit dem Therapeuten zusammen zu überlegen, was hier geschieht, was der Patient tut und aus welchen, vor allem emotionalen Gründen, er so handelt. So entsteht eine Außenbeobachtung, die zugleich behutsam zur Introspektion einlädt. Durch eine gemeinsame, neugierig explorative Haltung, gelingt es zunehmend, die Muster in Beziehungen, die eigenen Anteile daran zu erkennen, zu verantworten und daraus die gewünschte Richtung der Veränderung abzuleiten.

Diese Positionen, bedingungslos hinter dem Patienten zu stehen und dem Patienten als der Andere gegenüberzutreten, fördern unterschiedliche psychische Bereiche. Die erste ist stützend, begleitend, containend für ein noch wenig entwickeltes Selbst. Die zweite ist realitätsprüfend und mit der Beziehungsrealität konfrontierend.

Gelegentlich kann es gegen Ende der Behandlung auch nötig sein, dem Patienten vorauszugehen, d. h. Entwicklungen anzusprechen, die künftig nötig werden, aber auch mögliche Schwierigkeiten ins Auge zu fassen, ehe sie zu Komplikationen führen. Dabei gilt es, die Selbstverantwortung zu unterstreichen: der Patient wird das sein, was er aus sich macht und seine Mitwelt wird, zumindest teilweise, so sein, wie er sie mitgestaltet. Die Übernahme von Verantwortung für sich selbst und für die Mitwelt ist ein wichtiges Therapieziel. Das gilt für alle Therapien (und alle Arten von Störung), aber in der Behandlung von strukturellen Störungen ist es im Rahmen der angestrebten Selbstwerdung und Selbstverantwortung besonders wichtig.

Es liegt nahe, sich in der Anfangsphase (Entgegennehmen der Klage) vermehrt hinter den Patienten zu stellen, aber im Laufe der Probatorik ist es zweckmäßig, alle Positionen probeweise einzunehmen, damit der Patient weiß, was ihn erwartet.

4.7 Die Förderung struktureller Fähigkeiten

Ein Großteil der Therapie beschäftigt sich mit der konkreten Einübung struktureller Fähigkeiten.

Fallbeispiel
Nehmen wir das Beispiel einer bulimischen Patientin. Sie berichtet, dass sie Samstagabend eingeladen war und sich schrecklich gelangweilt hat. Wieder zuhause angekommen merkte sie, wie ihr Blick am Kühlschrank hängenblieb und sie spürte, dass sich ein Essanfall ankündigte. Diese Konstellation hatte die Therapeutin schon mehrfach mit ihr besprochen. Ihre Empfehlung war es, die Patientin solle für einen Moment innehalten und versuchen, sich über ihre innere Situation klar zu werden. Das tat die Patientin und registrierte »eine schreckliche innere Leere, die kaum auszuhalten ist«. Für einen Moment dachte sie an ihre Therapeutin, die immer wieder betont hatte, Bulimie sei keine Lösung für dieses Problem. Sie stellte sich vor, in der nächsten Stunde mit ihr darüber zu reden.
In der folgenden Sitzung bringt sie mehr andeutend als es aussprechend die Rede auf den unerfreulichen Samstagabend. Die Therapeutin hilft ihr bei der Formulierung ihrer affektiven Situation: »Ich könnte mir vorstellen, dass Sie … enttäuscht waren von der Einladung, traurig waren über das Alleinsein, wütend waren, dass es Ihnen nicht besser gelungen ist, in Kontakt zu kommen … Aber eigentlich können Sie auch stolz sein, dass Sie schlussendlich auf den bulimischen Anfall verzichten konnten.« Die Patientin antwortet: »Ich habe mich erinnert, wovon wir gesprochen haben und hatte mir einen Zettel an den Spiegel geklebt.«

Hier taucht ein wichtiges therapeutisches Thema auf, die Internalisierung von Erfahrungen, sie ist eine wichtige Zielsetzung strukturbezogener Arbeit. Es geht darum, neue Erfahrungen, die man an sich selbst und in der Beziehung zu anderen (z. B. auch in der Therapie) gemacht hat, in sich aufzunehmen und aufzubewahren. Wenn die Erfahrung im Inneren gespeichert ist, heißt das, man kann sich an ein Geschehen, ein Erleben, eine Situation erinnern, vor allem dann, wenn man etwas gemeistert und verwirklicht hat.

Ein anderer Patient sagt: »Bei mir ist es so, wenn ich durch diese Tür [der Praxis] nach draußen gehe, ist alles weg, wie gelöscht.« Der Therapeut entgegnet: »Das kennen andere Leute als Missgeschick, sie schreiben etwas in ihren PC und drücken versehentlich auf die Löschtaste und die ganze Mühe war umsonst. Hier in der Therapie versuche ich mir zu merken, was Sie mir erzählt haben und ich kriege dadurch mehr und mehr ein Bild von Ihnen. Ich kann mir in etwa vorstellen, wie es Ihnen geht und kann mit Ihnen darüber sprechen.« Der Patient sagt, das Löschen sei wie eine Gewohnheit, durch die er sich alles vom Leib hält, was ihm zu nahe kommen und ihn belasten könnte. In dieser Stunde wird deutlich, dass hinter der kühlen Beziehungslosigkeit, die der Patient immer wieder anbietet, auch Vermeidungsstrategien liegen und dahinter tauchen Beziehungswünsche auf, die er sich kaum einzugestehen wagt. Hier klingen Themen des Individuations-Abhängigkeit-Konflikts an, der als ein früher Konflikt stets mit strukturellen Defiziten verwoben ist und der auf dem Weg über die strukturelle Förderung eher bearbeitbar wird als durch Deutungen der Konfliktspannung.

4.8 Strukturbezogene Interventionen

Die strukturellen Einschränkungen eines Patienten sind aufgrund ihres langen Bestehens so ich-synton, dass sie dem Patienten selbst nicht auffallen, obwohl sie sein Leben und seine Beziehungen deutlich einfärben. Zusätzlich sind sie für den Patienten schwer zu benennen, weil seine Selbstwahrnehmung eingeschränkt ist und er wenig Sprache für Innenvorgänge und interpersonelle Geschehnisse besitzt.

Weil das so ist, bieten sich als therapeutische Interventionen das Spiegeln und Antworten an. Das Spiegeln ist ein Aufmerksam-Machen auf ein Verhalten oder Erleben des Patienten oder ein Geschehnis in der Behandlung. Es ist keine Interpretation, sondern lediglich eine Deskription (»Mir fällt an Ihrem Thema dies und das besonders auf …«). Der Therapeut kann das intensivieren, indem er die Fantasie äußert, man habe die vom Patienten beschriebene Situation auf Video und könne sie gemeinsam anschauen. (Ursprünglich haben wir reale Videoaufzeichnungen von Therapiesitzungen gemeinsam angeschaut, aber es geht auch in der Vorstellung.) Damit wird der Patient in die Situation gebracht, gleichsam von außen auf sich zu sehen. Da er das zusammen mit dem Therapeuten tut, können beide ihre Eindrücke vergleichen: Therapeut und Patient schauen auf den Patienten, machen sich über ihn Gedanken und tauschen sich darüber aus.

Bei der Intervention des Antwortens wird eine Nuance verändert: Die Äußerung des Therapeuten enthält ein Stück emotionaler Resonanz (»Es freut mich, wenn ich sehe, dass …; »Wenn man das so sieht, kommen einem doch Bedenken …«; »Da könnte man durchaus auch Angst kriegen …«; »Für die meisten Menschen ist das etwas sehr Erfreuliches …«). Es geht darum, Handlungsimpulse und Geschehnisse in einen subjektiven emotionalen Kontext zu stellen (was strukturell beeinträchtigte Patienten in der Regel nicht können). Es ist gleichsam die Arbeit an einem »Affektwörterbuch«, in das der Patient bei Behandlungsbeginn nur ein vages Gefühl einschreiben konnte, aber nach und nach lernt er anhand von vielen Beziehungsepisoden unterschiedliche Affekte kennen und erleben. Die »höhere Schule« wäre es in der fortgeschrittenen Therapie, diese Affekte auch empathisch bei anderen Menschen nachvollziehen zu können.

Strukturelle Funktionen sind grundsätzlich bewusstseinsnah. Wenn jemand dennoch nicht über sie verfügt, dann weist das darauf hin, dass diese Fähigkeiten unter dem Einfluss ungünstiger Entwicklungsbedingungen nicht oder zu wenig ausgebildet und eingeübt werden konnten. Es besteht kein Grund zu der Annahme, sie machten Angst und seien deshalb verdrängt.

Die Parallele zu den Sinnesorganen drängt sich auf: Zu früherer Zeit, als Kinder noch nicht von klein auf medizinisch untersucht wurden, gab es einzelne Fälle von Schulkindern, die wenig Lernfortschritte machten und sich auffällig verhielten. Irgendwann bemerkte dann jemand, dass das Kind stark kurzsichtig war und in der Schulklasse gar nicht bis an die Tafel sehen konnte. Bei Kindern mit Legasthenie gab es vergleichbare Erfahrungen. Das Kunstwort Alexithymie spricht etwas Vergleichbares an: Da ist jemand, der eigene Gefühle nicht »lesen« kann. Das Lesen der eigenen Affekte ist keine Wahrnehmung, es gibt dafür kein Wahrnehmungsorgan, sondern es ist ein Akt des Bewusstwerdens. Die erste Voraussetzung ist, dass jemand seine Aufmerksamkeit auf sich selbst, auf seine Innenvorgänge richten und sich ihrer bewusst werden kann. Die zweite Voraussetzung ist, dass er für das, was er innerlich erlebt, Worte verfügbar hat: »Das freut mich, ich habe Angst, ich bin aufgeregt, das erinnert mich an früher, ich denke an meine Mutter …«. Wer das erlebt, bringt es in der Regel auch in seiner Mimik zum Ausdruck. Wer innerlich wenig, oder wenig differenziert erlebt, zeigt auch wenig Mimik und tut sich schwer, den mimischen Ausdruck anderer zu verstehen. So führen die strukturellen Defizite sekundär zu erheblichen Beziehungsstörungen. Es sind Einschränkungen der folgenden Kompetenzbereiche, welche die Beziehungsgestaltung erschweren:

- Kompetenz der Annäherung an andere,
- sichere Abgrenzung von anderen,
- Einfühlung in andere,
- emotionales Band zu anderen,
- Internalisierung von guten Beziehungserfahrungen.

Die eigenen Affekte verstehen zu können, ist ein zentraler Bestandteil der Fähigkeit zur Selbstreflexion: Ein Mensch mit seinem Ich, d. h. ein intentionales Subjekt, richtet seine Aufmerksamkeit auf die eigene Innenwelt und erlebt sich, indem er den Vorgang in Worte fassen kann als Selbst: »Das bin ich selbst.« Vermutlich ist es diese Fähigkeit, die den Menschen am deutlichsten von anderen Lebewesen unterscheidet. Er kann sich in einen seelischen Binnenraum begeben, in dem er seine Erfahrungen, Erinnerungen, Überlegungen, Gefühlszustände sprachlich und bildhaft anschaulich prozessieren kann, sodass die Wahrnehmung der äußeren Welt durch die Reflexion der inneren Welt erweitert, beurteilt und interpretiert wird.

Von hier ausgehend lassen sich weitere strukturelle Fähigkeiten beschreiben: Menschen müssen das, was sie innerlich erleben, auf Einzelheiten und Unterschiede hin untersuchen, d. h. differenzieren können: Differenzierungsfähigkeit ist eine wichtige strukturelle Funktion. Ebenso muss es möglich sein, Teilaspekte zusammenzufügen, sodass neue Ganzheiten entstehen: die Integrationsfähigkeit. Nicht zuletzt muss das Erlebte ausgehalten und reguliert werden können: die strukturelle Funktion der Steuerungsfähigkeit.

Selbstreflexion ist therapeutisch eine der wichtigsten strukturellen Fähigkeiten, weil sie den Zugang zur eigenen Person, zur eigenen Emotionalität, zum eigenen Denken und zur eigenen Geschichte öffnet. Ohne Selbstreflexion ist es kaum möglich, andere strukturelle Bereiche zu fördern. Auf einer etwas anderen Ebene, aber der Selbstreflexion verwandt, ereignet sich das Körpererleben, das Bewusstsein des eigenen Körperselbst. Was es bewirkt, zeigt sich deutlich dort, wo es fehlt und damit die eigene Körperlichkeit generell und ihre geschlechtsspezifische Ausgestaltung als unvertraut oder leer erfahren wird. Das ist wiederum eine Voraussetzung dafür, den eigenen Körper wie ein fremdes Objekt zu behandeln (z. B. Selbstverletzungen, Piercing, Adipositas). Die therapeutische Förderung des Bewusstseins für die eigene Leiblichkeit kann, zum Beispiel in stationärer Therapie, durch Körper- und Bewegungstherapie gefördert werden (Rudolf 2014a).

Wenn eine reflexive Erfahrung des eigenen Psychischen und Körperlichen nicht möglich ist, beschreiben Patienten ein quälende Gefühl der Leere, der Unlebendigkeit und Fremdheit. Das Erleben von Leere und Fremdheit wiederum provoziert unter Umständen vielfältige Versuche der Selbststimulierung.

Strukturelle Störungen dieser Art haben immer erhebliche Auswirkungen auf die mitmenschliche Situation des Patienten: Ein junger Mann mit erheblichen strukturellen Störungen beschreibt, wie er in einem sehr vollen Kaufhaus von einem großen Unbehagen überfallen wird. Er lässt eine Bekannte, mit der er zusammen einkaufen wollte, stehen und rennt nach draußen. Sie ist besorgt über sein Verschwinden, zumal er nicht wiederkommt. Er selbst kann zunächst nicht benennen, was mit ihm los war: »Ich musste einfach raus.« Draußen spürt er einen großen Ärger auf die Freundin. Als die Bekannte ihn endlich gefunden hat, schleudert er ihr seine Wut entgegen. Das kann sie wiederum nicht verstehen und der Patient kann sich selber auch nicht verstehen. So muss der Ablauf therapeutisch Schritt für Schritt rekonstruiert werden: Bei dem Plan eines gemeinsamen Einkaufs hatte er seine Angst vor Menschenmassen nicht berücksichtigt und sich übernommen, sodass er flüchten musste. Jetzt ist er gekränkt und richtet seine Wut auf die Freundin, die das alles nicht verstehen kann.

Patienten mit strukturellen Störungen sind häufig nicht imstande zu antizipieren, wie es ihnen in einer Situation gehen wird, und sie sind speziell nicht in der Lage, ihr Gegenüber gedanklich und emotional einzubeziehen und zu berücksichtigen. Das Beispiel macht deutlich, dass die Fähigkeiten des Patienten zu Affekttoleranz und Affektregulierung, d. h. seine steuernden Selbstkompetenzen (und seine Selbstreflexion) gestärkt werden müssten, ehe überhaupt am Aufbau und der Regulierung von Beziehungen (hier erst einmal die Berücksichtigung eines anderen Menschen) gearbeitet werden kann. Schwere strukturelle Störungen sind in erster Linie Selbst-Störungen. Ohne deren effektive Bearbeitung ist es wenig aussichtsreich, Störungen der Beziehung, der emotionalen Kommunikation, der Empathie oder der Bindung therapeutisch in Arbeit zu nehmen.

4.9 Strukturelle Aspekte bei speziellen Störungsbildern der Persönlichkeit

In Kapitel 3 lag der Akzent auf dem therapeutischen Umgang mit Konfliktthemen, in den bisherigen Abschnitten von Kapitel 4 ging es um die therapeutische Annäherung an die strukturelle Problematik. Im Folgenden beschäftigen wir uns mit einer Reihe von speziellen Störungen, welche auf struktureller Grundlage die Persönlichkeit als Ganzes umfassen.

Als erstes betrachten wir ein Krankheitsbild, das weitgehend durch strukturelle Einschränkungen geprägt ist, die **Borderline-Persönlichkeitsstörung**. Sie ist unter den Persönlichkeitsstörungen mit ca. 30 % die häufigste und bildet zusammen mit der narzisstischen (13 %) und der histrionischen Persönlichkeitsstörung (6 %) das Cluster B der »dramatischen Persönlichkeitsstörungen«. In klinischen Stichproben machen Persönlichkeitsstörungen einen großen Anteil aus (25–70 %), in unserer PAL-Studie (Praxisstudie Analytische Langzeittherapie) waren es 44 %. Wenn man jedoch die Diagnosen in der Richtlinienpsychotherapie (im Bericht zum Antrag) betrachtet, taucht die Diagnose Persönlichkeitsstörung relativ selten auf. Laut einer Studie von Lieberz et al. (2015) erhalten in der TP nur 2,5 % der Patienten eine Diagnose aus ICD-10 F6 (in der AP sind es 12,5 %). In Diskussionen wird von Therapeuten die Befürchtung geäußert, dem Patienten damit zu schaden, aber es scheint auch die Sorge zu bestehen, dafür keinen überzeugenden Behandlungsplan vorlegen zu können.

Wenn jemand das Prinzip der strukturellen Störung – und darauf ausgerichtet der Strukturbezogenen Psychotherapie – verstanden hat, sollte die Borderline-Therapie keine unlösbare Aufgabe darstellen. Borderline-Patienten zeigen Einschränkungen in fast allen wichtigen strukturellen Fähigkeiten: Sie werden geflutet von negativen Affekten (Angst, Wut) getrieben von Handlungsimpulsen aggressiv-motorischer und sexueller Art, einschließlich selbstschädigender, selbstverletzender Impulse ohne Rücksicht auf die Folgen dieses Verhaltens. Stark eingeschränkt ist die Fähigkeit zur Selbstreflexion (bezüglich eigener Empfindungen und Impulse, aber auch bezüglich der eigenen Geschlechts- und alterstypischen Identität). Ferner besteht eine sichtbare Spaltungstendenz in der Beziehungsgestaltung (heftige Zuneigung versus feindselige Ablehnung). Mitunter herrscht ein scheinbarer Widerspruch zwischen ausgeprägter Empathielosigkeit einerseits und auf der anderen Seite feinen Antennen für die Absichten des jeweiligen Gegenübers.

Diese innere Konstellation führt biografisch nicht selten in der Adoleszenz zur Anbindung an sozial randständige Menschen oder Gruppierungen und zur Teilnahme an deren riskantem Verhalten bezüglich Suchtmittelgebrauch oder promiskuitivem Sexualverhalten. Daraus resultiert häufig ein Defizit an schulischen Leistungen und fundierter beruflicher Qualifikation und erst recht ein Defizit an Erfahrungen im Bereich verlässlicher zwischenmenschlicher Beziehungen. Voraussetzung für diese Entwicklungstendenzen sind freilich erhebliche Defizite in den frühen familiären Bindungen und Beziehungen.

Das Borderline-typische Verhalten lässt Therapeuten nicht gleichgültig. Entweder reagieren sie verschreckt und ziehen sich aus dem Kontakt zurück oder aber sie werden durch diese Woge an vermeintlicher emotionaler Lebendigkeit fasziniert (was in einzelnen, immer wieder lebhaft diskutierten Fällen schlimmstenfalls zur Aufnahme sexueller Beziehungen und zum Verlust der Behandlungserlaubnis führt).

Angesichts dessen könnte man Therapeuten verstehen, die sich lieber haltgebend für hilflos depressive Patienten engagieren als sich diesem Feuerwerk und der entsprechenden Gegenübertragung auszuliefern. Andererseits genügt es, an die vorn beschriebene therapeutische Haltung zu erinnern, die im Umgang mit strukturell gestörten Patienten hilfreich ist, speziell an die darin enthaltene Hilfs-Ich-Funktion und beelternde Einstellung, die für eine Weile die Verantwortung für die Patientin übernimmt und zugleich deren Selbstverantwortung fordert und fördert. Danach ist es eine erfreuliche Erfahrung zu erleben, wie jemand in einem festen therapeutischen Rahmen allmählich zur Ruhe kommt und sich mehr und mehr imstande fühlt, ein Bild von sich selbst und ein Ziel für sein Leben zu entwickeln und sich für dessen Realisierung zuständig und verantwortlich zu fühlen.

Eine weitere Gruppe von Störungen zeigt psychodynamisch eine Besonderheit: Bei ihnen stehen nicht die ebenfalls vorhandenen strukturellen Beeinträchtigungen im Vordergrund, sondern die daraus resultierenden **Bewältigungsstrategien**, die sich gleichsam verselbstständigt haben. Das Konzept der Bewältigung ist dem der Abwehr verwandt, insofern es dem Patienten belastendes Erleben erspart; darüber hinaus hat es eine Nähe zum Copingkonzept.

Nehmen wir als Beispiel das relative häufige Bild der **Bulimie**. Unübersehbar handelt es sich vordergründig um eine Entgleisung des oralen Verhaltens, sodass ältere psychoanalytische Modellbildungen Aspekte der oralen Gier in den Vordergrund stellten – mit dem Motiv, das gute Objekt zu verschlingen und in sich aufnehmen zu wollen, gefolgt von dem Gegenimpuls, sich dieses Objekts, das gleichzeitig als ablehnenswert, feindselig erlebt wird, auf eine aggressiv entwertende Weise wieder zu entledigen (»es auszukotzen«). In diesem psychoanalytischen Modell wird also die Symbolisierung eines frühen, unreifen Beziehungskonflikts angenommen.

Eine näher liegende Erklärung kann in der Bewältigung struktureller Einschränkungen gesehen werden. Die früh erworbenen strukturellen Störungen beinhalten die Schwierigkeit, mit eigenen Affektspannungen umzugehen: Die Affekte können nicht ertragen und nicht gesteuert werden. Da diese Affekte aus defizitären frühen Beziehungserfahrungen stammen, können sie nicht mentalisiert, d. h. nicht erlebt und verstanden werden, es bleibt ein quälender undifferenzierter Spannungszustand, der jedoch nicht (wie reife Affektspannungen) als Anregung zu einer besseren Beziehungsgestaltung genutzt werden kann. Ebenso wenig kann der Zustand anderweitig reguliert oder auch nur toleriert werden (strukturell gedacht: unzureichendes Affektverständnis, fehlende Affektregulierung, fehlende Affekttoleranz). Wie kann sich jemand aus diesem quälenden Zustand, der durch Beziehungsleere einerseits und Affektüberflutung andererseits gekennzeichnet ist, befreien oder zumindest davon ablenken? Offenbar haben

Maßnahmen der körperlichen Selbststimulierung/Selbstverletzung durch Ritzen oder Schneiden eine spürbar entlastende Auswirkung. Auch das bulimische Ritual des Essanfalls mit anschließendem Erbrechen hat diese entlastende Wirkung. Das Gleiche gilt für den Gebrauch von Suchtmitteln und ebenso für andere suchtartige Verhaltensweisen (z. B. sexuelles Risikoverhalten). Alle diese Verhaltensweisen lassen sich als Versuche verstehen, quälend leeren Selbstzuständen zu entkommen oder überflutende Affektzustände umzulenken, freilich um den Preis der Selbstgefährdung bzw. Selbstschädigung.

Auf längere Sicht entwickeln die erwähnten Strategien durch Habituierung und Chronifizierung eine Eigendynamik, wie das bei allen Suchtstörungen der Fall ist. Von außen gesehen ist Bulimie etwas ganz anderes als eine Mittelabhängigkeit oder Sexsucht, aber allen gemeinsam ist das vergebliche Bemühen, einen unerträglichen Zustand (der affektiven Erregung und Beziehungsleere als Ausdruck struktureller Störung) zu bewältigen.

Wir bewegen uns mit diesen Themen auf einem Gebiet, das in der älteren Psychodynamik mit Begriffen wie Persönlichkeit, Charakter, Charakterabwehr verknüpft wurde, weil hier nicht einzelne pathologische Elemente neben gesunden Anteilen sichtbar werden, sondern weil das Krankheitsgeschehen das Gesamt der Persönlichkeit einbezogen hat. Da ist ein Ich, das sich nicht reflektieren kann und sich daher nicht als Selbst erlebt und auch andere nicht versteht; ein rudimentäres Selbst, das seiner affektiven Erregung entweder ausgeliefert ist oder sie bis zur Unlebendigkeit herunterreguliert hat und das diese Situation nun durch dysfunktionale Verhaltensmuster zu bewältigen sucht.

Es gibt eine ganze Reihe von klinischen Bildern, die in diesem Kontext verstehbar werden. Da sind jene, die in der älteren Psychoanalyse als Charakterneurosen verstanden wurden und die heute Persönlichkeitsstörungen genannt werden. In der **Schizoiden Persönlichkeitsstörung** zum Beispiel ist das Selbst mit seiner tiefgreifenden Beziehungsstörung identifiziert und versucht, sich eine Existenz in Rückzugswelten zu gestalten, die beispielsweise auf Technik, Literatur oder Kunst ausgerichtet sind. So wird unter Umständen die gelebte Einsamkeit weniger leidvoll erfahren, weil es ja umschriebene Bereiche des eigenen Interesses und der eigenen Sachkompetenz gibt. Freilich bleibt für den Patienten die basale Beziehungsstörung leidvoll spürbar. Hingegen fehlt bei den **Messie-Patienten** die kunstvolle Ausgestaltung des eigenen Rückzugsortes. Sie leben einsam inmitten von gehorteten Materialien, dort herrscht eine zwanghafte Unordnung, an der nichts verändert werden darf.

Freilich bewegen sich alle diese Varianten von schizoider Lebensgestaltung in einem Bereich, von dem es zuweilen nur ein kleiner Schritt über jene Grenzlinie ist, die das realitätsbezogene vom psychotischen Erleben trennt. Die ursprüngliche Bedeutung von »borderland« und/oder »borderline« war ihre Nähe zur Psychose (Rudolf 1977: »Krankheiten im Grenzbereich«).

Auf den ersten Blick weniger psychosenah sind andere Persönlichkeits- oder Charakterstörungen, so zum Beispiel die **Narzisstische Persönlichkeitsstörung**. Auch hier findet sich als struktureller Kern eine basale Störung, die ein reflexives Erleben von Ich-Selbst und von Wechselseitigkeit in der Beziehung unmöglich macht. Die weitere Entwicklung lässt sich auch hier als Bewältigungsversuch verstehen. Die Frage nach dem eigenen Selbst, das sich nicht spürt und nicht versteht, wird narzisstisch beantwortet: Ich bin der Größte, einmalig, von niemanden abhängig, da ich mich selbst erschaffen und definiert habe und mir selbst alles geben kann. Die narzisstische Persönlichkeit fordert die bewundernde Anerkennung, während sie zugleich andere unverblümt entwertet und ausbeutet.

Die problematische Gegenübertragung wird handhabbar, wenn man die biografische Konstellation berücksichtigt. Häufig gab es eine familiäre Bezugsperson, die dem emotional zu kurz gekommenen Kind insgeheim einen grandiosen Selbstentwurf nahelegte und ihm eine fantastische Zukunft voraussagte. Das geschah freilich unter der Voraussetzung dass das Kind, später die Jugendliche, sich als Wunderkind, Kinderstar, Eisprinzessin, Sexpuppe etc. ausbeuten ließ. Man versteht dann besser, wie nah auf der Ebene der narzisstischen Bewältigung das Ausgeliefertsein und die eigene Machtausübung beieinander liegen.

Ähnliches gilt für die **Histrionische Persönlichkeitsstörung**, in welcher der fragile, beziehungsunsichere Kern der Person durch die Überbetonung der eigenen Geschlechtsrolle glamourös und theatralisch in Szene gesetzt wird. Darin liegt scheinbar ein überdeutliches Beziehungsangebot, das freilich niemals in einer realen Beziehung verwirklicht werden kann. Auch hier ist es wichtig, die eigene, nicht selten entwertende Gegenübertragung zu bewältigen, indem man sich die biografischen Entwicklungsbedingungen mit all ihren liebelosen, nicht selten auch missbrauchenden Seiten vor Augen führt.

Schließlich ist es auch möglich, dass die basale Unsicherheit des Selbst sich in einem fundamentalen Zweifel an der eigenen Geschlechtsidentität festmacht und sich (als Bewältigung) auf eine neue, selbst gewählte Identität in einem anderen als dem angeborenen Geschlecht entwirft. Der Kampf um die reale, soziale Anerkennung dieses Anliegens und die medizinische Verwirklichung der Geschlechtsumwandlung können für längere Zeit stabilisierend sein. Ob sie es auf Dauer sein können, bleibt fraglich.

Das psychodynamische Prinzip bei allen diesen verschiedenartigen Persönlichkeitsstörungen bleibt das gleiche. Wir sehen den Kern des pathogenen Geschehens in einer basalen Unsicherheit des Selbst und seiner Beziehungsmöglichkeiten, während die erwähnten klinischen Manifestationen, seien sie bulimisch, süchtig, schizoid, narzisstisch oder histrionisch, unterschiedliche Bewältigungsversuche darstellen, in die auch konfliktneurotische Elemente einfließen können. Ein erstes therapeutisches Ziel ist es, selbstschädigende Bewältigungsstrategien zu begrenzen und aufzuheben. Das zentrale therapeutische Anliegen ist jedoch die Entwicklungsförderung für das wenig entwickelte Selbst und seine Defizite in fehlender Selbstreflexion, Affektdifferenzierung, Empathie, Internalisierung, um nur einige zu nennen.

So stellt es sich als erste therapeutische Aufgabe, sich mit dem Patienten über das vordergründige dysfunktionale Verhalten und Erleben zu verständigen und dessen Funktion als notdürftig stabilisierende Funktion anzuerkennen. Dann aber gilt es die »Kosten« zu prüfen, die der Patient dafür zahlt. Da diese meistens sehr hoch sind und nicht selten seine gesundheitliche Beschädigung und soziale

Ausgrenzung beinhalten, muss ein Konsens darüber erzielt werden, dass es das Ziel der Therapie ist, süchtige und selbstschädigende Tendenzen zu kontrollieren und Abstinenz zu erzielen. Erst unter dieser Voraussetzung hat es Sinn, sich den tiefliegenden Beziehungsproblemen und strukturellen Defiziten zuzuwenden. Hier bewährt sich die im Vergleich zur AP grundsätzlich aktivere und bewältigungsorientierte Haltung der TP.

Als letztes Beispiel für die komplizierte Verschränkung struktureller Beziehungsdefizite einerseits und charakterneurotischer Folgeerscheinungen auf einer anderen Ebene soll die **Somatisierungsstörung** diskutiert werden.

Kaum ein Störungsbild wurde unter so verschiedenartigen theoretischen Annahmen diskutiert und hinterließ immer wieder den Eindruck, dass es nur sehr bemüht erklärt werden konnte bzw. zu Teilen unerklärt blieb (Rudolf & Henningsen 1998; Henningsen & Rudolf 2012). Die zentrale Symptomatik besteht in körperlichen Missempfindungen oder Schmerzen, die medizinisch nicht ausreichend erklärt und auch nicht beseitigt werden können. Das lässt die Patienten doppelt leiden; einmal haben sie schmerzhafte Körperbeschwerden, aber mindestens so sehr leiden sie darunter, dass offensichtlich niemand imstande ist, diese zu beseitigen. So gesehen sind sie keine »guten Patienten«, die tun, was der Arzt empfiehlt und denen es danach besser geht. Die Beziehung zwischen den Ärzten, die alles Mögliche versuchen, und den Patienten, die dennoch immer wieder mit den gleichen Beschwerden kommen, ist verständlicherweise belastet, da die hoffnungsvollen Erwartungen auf beiden Seiten immer wieder enttäuscht werden.

Wir werden im Folgenden nochmals das mehrfach diskutierte Modell der Verflechtung früher struktureller Störungen einerseits und neurotischer Bewältigung andererseits heranziehen. Welche strukturellen Defizite lassen sich bei somatoformen Patienten beobachten?

Was als erstes ins Auge springt, ist die Schwierigkeit im Umgang mit Affekten, speziell die Fähigkeit, eigene Affekte zu unterscheiden und darüber zu sprechen, aber auch generell Affekte zum Ausdruck zu bringen und sie anderen Menschen zu kommunizieren. Dort wo Affekte spürbar werden, gehen sie in Richtung Enttäuschung, Benachteiligung, erlebte Ungerechtigkeit, Verbitterung. Besonders auffallend ist, dass der Patient in Situationen, in denen man von ihm Affektäußerungen erwarten könnte, körperliche Beschwerden schildert. Theoretisch formuliert, dort wo man eine Äußerung des psychischen Selbst erwartet, meldet sich ihr Körperselbst, meist mit einer Symptomklage über Schmerzen. Die beiden Aspekte der Person, das psychische Selbst und das Körperselbst, scheinen nicht zusammenzugehören, sich nicht zu verstehen, sie fallen auseinander. Insbesondere scheint das Körperselbst für die Psyche fremd und unverständlich. So wird der Körper rein instrumentell gesehen in dem, was er eigentlich leisten sollte, aber nun nicht mehr leisten kann. Ein lebendiges Gefühl von Leiblichkeit und körperlicher Identität (»so erlebe ich mich körperlich«) scheint weitgehend zu fehlen. Stattdessen stehen körperliche Missempfindungen und Schmerzzustände im Vordergrund.

Biografisch finden sich häufig frühe Belastungserfahrungen, wie sie alle strukturellen Störungen kennzeichnen: soziale Notlagen in der Familie, daraus resultierende emotionale Vernachlässigung, unter Umständen Misshandlung, später soziale Ausgrenzung. Womöglich lag hier ein Akzent auf der fehlenden körperlichen Versorgung, der fehlenden Erfahrung von beruhigender körperlicher Nähe und der fehlenden Resonanz haltgebender Personen. Aus der Biografie von somatoformen Schmerzpatienten kennt man typische Verhaltensweisen. Angesichts von häufig entbehrungsreichen biografischen Erfahrungen kommt es nicht zu einem vorwurfsvollen Klageverhalten, sondern zu einem Muster, das sich als überkompensatorisches Bemühen, als chronische Selbstverleugnung, als forciertes Leistungsangebot beschreiben lässt. Die Betreffenden rackern sich ab, um die soziale Schande der Familie auszugleichen, um deren Notlage zu beheben. Das gelingt auch häufig, aber freilich nur im Äußeren. Das Gefühl der fehlenden Resonanz und Anerkennung bleibt und plötzlich, oft erst im mittleren Lebensalter, kippt das Lebensgefühl in Erschöpfung und Verzweiflung, begleitet von Körperschmerz-Symptomatik, die alle Aufmerksamkeit absorbiert. Schonhaltung und sozialer Rückzug sind die Folge, ängstliche Aufmerksamkeit richtet sich auf die schmerzhaften Körperstellen, was von außen gesehen wie Aggravation wirkt.

Das leistungsbezogene Bewältigungsmuster, eine gleichsam manische Abwehr, die sich gegen das erlittene psychische und soziale Elend gerichtet hatte, bricht zusammen und es entsteht ein Burn-out-Erleben, das allerdings auf einen schmerzhaften Körperbereich fokussiert ist. Kein Arzt hat eine Chance, diesen Schmerz medizinisch zu beseitigen, verdichtet sich doch in diesem Schmerz die Geschichte einer chronischen Selbstüberforderung und uneingestandener Enttäuschung vor dem Hintergrund einer frühen Deprivation.

Ein Aspekt, der bei der Thematik dieser komplexen Störungen der Persönlichkeit eine wichtige Rolle spielt, sei abschließend erwähnt. Er betrifft die Frage, welche **Diagnosen** hier verwendet werden sollen. Wenn man viele Berichte von Therapeuten liest, sei es in der Ausbildung, sei es in der Begutachtung, fällt die Tendenz auf, bevorzugt eine möglichst »harmlose« Diagnose zu wählen. Die »Depressive Episode« steht in diesem Kontext bei weitem an der Spitze der Beliebtheit. In der schon erwähnten Studie von Lieberz et al. (2015) erhielten 40,8 % der TP-Patienten eine ICD-Diagnose der Gruppe F3, den affektiven Störungen (gegenüber 26,3 % der analytischen Patienten). Für die meisten strukturell bedingten Störungsbilder ist diese diagnostische Kennzeichnung jedoch gänzlich unzureichend und unzutreffend. Vielmehr handelt es sich, in der Logik von ICD-10, um Persönlichkeits- und Verhaltensstörungen (ICD-10: F60 bis F64).

Jüngere Therapeuten betonen mitunter ihren Wunsch, die Patienten durch harmlose Diagnosen (gegenüber der Krankenkasse) zu schützen und daher Formulierungen wie Persönlichkeitsstörung auf jeden Fall zu vermeiden. Die Krankenkassen sind aber Vertragspartner in dem Therapiegeschehen. Man muss sich vorstellen, was es zum Beispiel für die Medizin bedeuten würde, wenn die Logik dort Einzug hielte, dass man schwer kranke Patienten durch harmlose Diagnosen »zu schützen versuchte«. Eine von Therapeut und Patient geteilte Verharmlosung/Verleugnung einer schwerwiegenden Störung wäre keine gute Ausgangssituation für eine ernsthafte Behandlungsbemühung. Es ist durchaus möglich (und notwendig), eine schwere Störung (auch diagnostisch) ernst zu nehmen und zugleich dem Patienten mit Respekt zu begegnen.

4.10 Die Beendigungsphase Strukturbezogener Psychotherapie

Die Beendigungsphase struktureller Behandlung kann schwierig genug sein, wenn es für den Patienten um das Akzeptieren begrenzter Veränderungsmöglichkeiten geht. Sie gewinnt aber oft auch sehr erfreuliche Momente.

Beginnen wir mit den Schwierigkeiten: Sie resultieren zum Beispiel aus der Unfähigkeit des Patienten, sich den Abschied aus der Therapie bzw. das dauerhafte Getrenntsein vorstellen zu können. In der strukturellen Logik gibt es im Sinne der Spaltung oft nur die Alternative von Extremen: Der Patient ist mit seinem Gegenüber als Einheit verbunden, in einer Symbiose, in der man sich ohne Worte versteht – oder das Gegenüber ist ausgelöscht, so als habe es nie existiert. Also müssen in der Beendigungsphase der Behandlung Alternativen zu diesem Spaltungserleben entwickelt werden. Ein gutes Beispiel zur Veranschaulichung ist ein Abschied auf dem Bahnhof: Einer bleibt zurück, einer fährt ab. Was erlebt der eine und was der andere, welche Emotionen tauchen in ihnen auf, welche tröstlichen Gedanken können dem einen oder anderen durch den Kopf gehen?

Von zentraler Bedeutung ist das Erleben von Traurigkeit. Trauer erleben und zulassen zu können eröffnet eine wichtige Bewältigungsmöglichkeit für Abschiede und Verluste. Zuvor muss die Therapeutin freilich darauf aufmerksam werden, dass der Patient an der Stelle, wo Trauer auftauchen könnte, meistens »nichts« erlebt, folglich auch nicht über sein Defizit sprechen oder klagen kann. Auch an diesem Beispiel wird deutlich dass bezüglich struktureller Defizite nicht die Selbstbeschreibung des Patienten den Ausgangspunkt bildet (er kann dazu »nichts sagen«), sondern dass die Erfahrungen und Überlegungen der Therapeutin (bezüglich der regulierenden und heilsamen Funktion der Trauer) den Anfang machen müssen. Die anstehende Beendigung der Behandlung und der damit verbundene Abschied, den der Patient überspringen möchte, geben einen guten Anlass, dieses für die Selbstregulierung und Beziehungsregulierung gleichermaßen wichtige Thema durchzuarbeiten.

Der Leitgedanken betrifft den Prozess der Internalisierung. Der mittlerweile real Abwesende kann in der Erinnerung lebendig gehalten werden. Die Therapeutin zum Beispiel bewahrt ein detailreiches Bild des Patienten in sich auf, ein Bild von seinen Mitteilungen und Schwierigkeiten, seinen Veränderungsbemühungen, seinen neuen Erfahrungen. Vor allem hat sie einen möglichen Entwurf seines weiteren Lebens vor Augen, vielleicht wäre sie interessiert, gelegentlich von der weiteren Entwicklung des Patienten zu erfahren. Sie könnte ihm vorschlagen, sich nach ein bis zwei Jahren zu melden und zu berichten, wie es ihm geht, weil sie das interessiert. Die eingangs erwähnten erfreulichen Momente in der Abschlussphase Strukturbezogener Psychotherapie resultieren aus der Erfahrung, dass nicht selten ein Patient, der anfangs für seine eigene innere Situation und für seine zwischenmenschlichen Möglichkeiten gleichsam blind war und daher nur sehr begrenzt am sozialen Leben teilnehmen konnte, nun begonnen hat, sich selbst und seine Welt in Augenschein zu nehmen. Das wird besonders deutlich, wenn die Therapeutin zu Behandlungsende die Aufmerksamkeit auf das Ganze seiner Person und seine Identität lenkt, ein Thema das jeder Psychotherapie zugutekommt. Hier werden die Themen des Selbst angesprochen, die seit den Zeiten der antiken Mentoren als relevant gelten: »Erkenne dich selbst, werde vertraut mit dir, übernimm Verantwortung für dich, orientiere dich an verbindlichen Maßstäben.«

Etwas salopp formuliert könnte die Therapeutin sagen: »Es wäre doch interessant zu erfahren, was für ein Mensch eigentlich in Ihnen steckt, welche speziellen Eigenschaften und Begabungen Sie mitbringen, welches Leben für Sie interessant werden könnte.« Das ist eine Frage, wie man sie als Erwachsener an Adoleszenten richten kann, für deren weitere Entwicklung man sich interessiert und denen man wohl will. Die Frage lässt sich aber in jedem Alter stellen, wenn Menschen sich nach einer alterstypischen Krise neu orientieren müssen und in einen neuen Lebensabschnitt eintreten.

Gelegentlich erhält man von ehemaligen Patienten oder Patientinnen, die sich therapeutisch erfolgreich mit ihren strukturellen Störungen auseinandergesetzt haben, Mitteilungen, Briefe oder Anrufe, die wirklich sehr berührend sind, weil sie feststellen, dass sie ein ganz neues, ganz anderes Leben begonnen haben, gleichsam ein anderer Mensch geworden sind, jemand der mit sich selbst im Einklang steht, sich selbst und seine Fähigkeiten zu schätzen weiß und gelernt hat, auf eine behutsame Weise interessante Beziehungen zu leben.

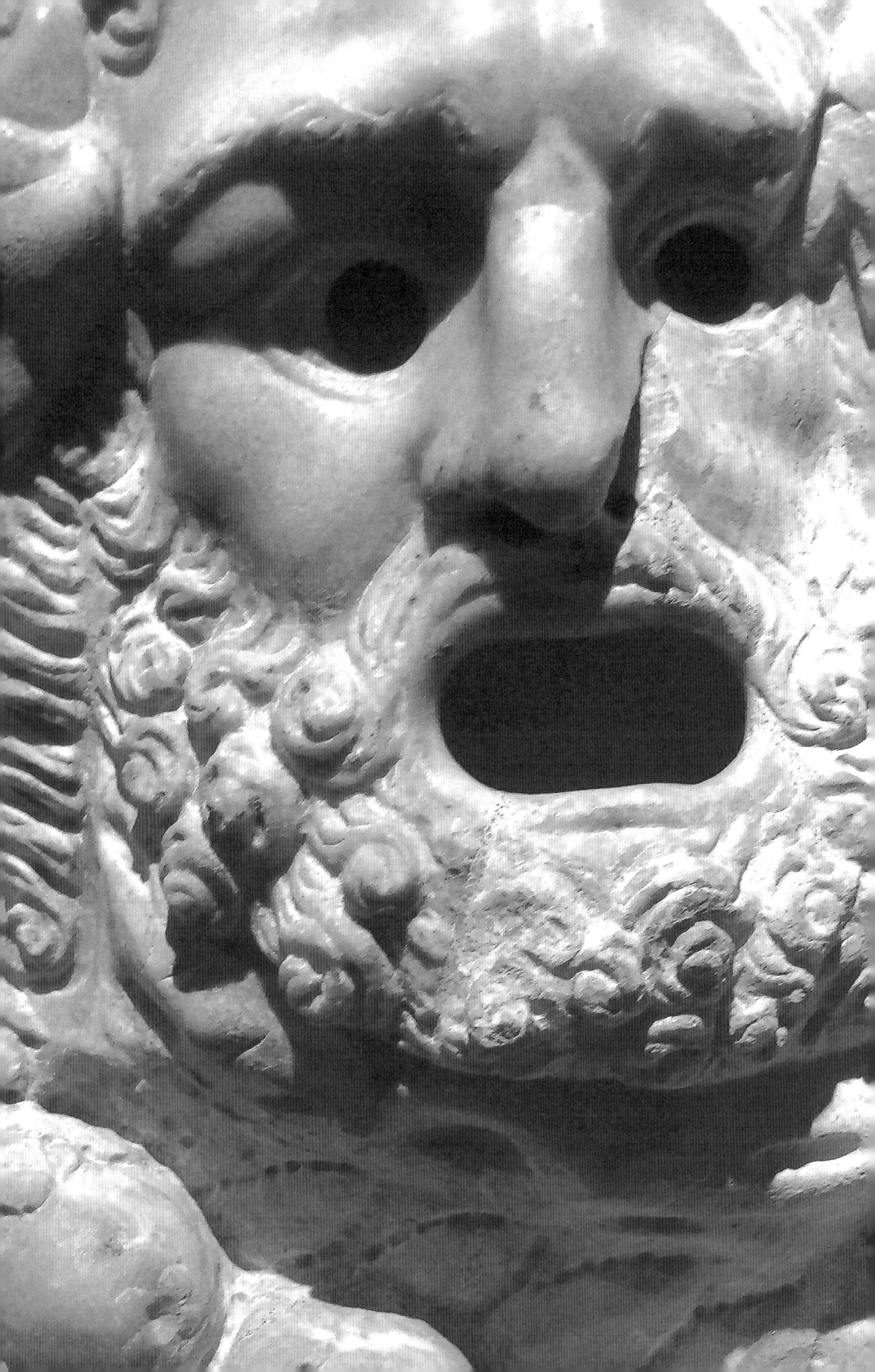

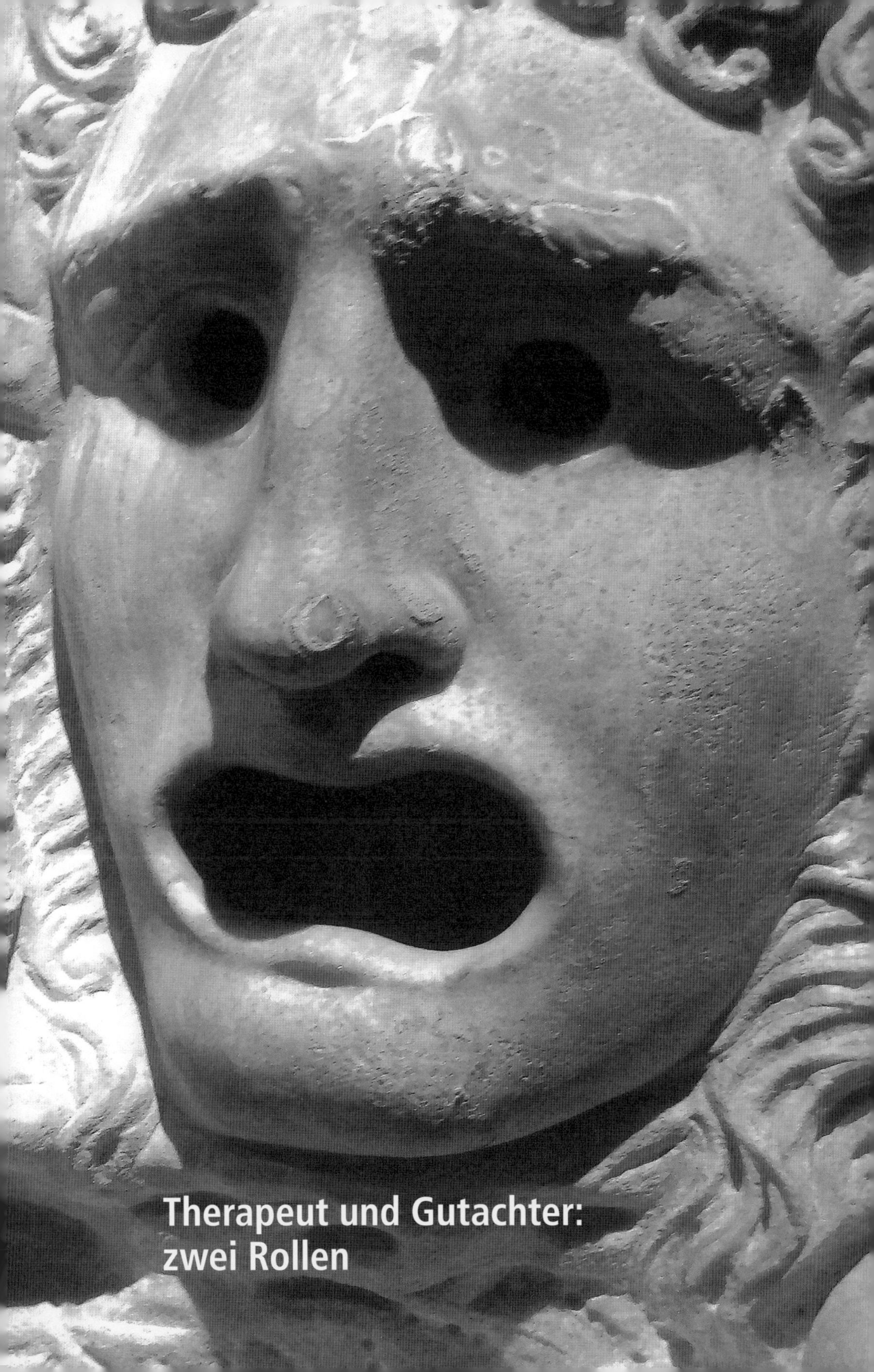

Therapeut und Gutachter: zwei Rollen

5 Noch einmal zum Schluss: Der Bericht an den Gutachter

Das Gutachterverfahren ist wegen des damit verbundenen Arbeitsaufwands nicht bei allen beliebt. Außerdem finden es manche Therapeuten nicht akzeptabel, dass ein Dritter das Recht hat, zu ihrem Behandlungsplan Stellung zu nehmen. Wenn man den Vorgang jedoch unter dem Gesichtspunkt der Qualitätssicherung sieht, das heißt der Sicherung einer therapeutischen Qualität, die letztlich dem Patienten zugutekommt, dann erscheint es nicht nur vertretbar, sondern wünschenswert, dass eine Entscheidung über Inhalt und Umfang einer Therapie im Blick auf Indikation, Behandlungsplanung und Prognose vorab durch eine Expertenmeinung bestätigt oder korrigiert wird.

Der eigentliche Arbeitsaufwand für den antragstellenden Therapeuten liegt nicht in den auszufüllenden Formularen, sondern in dem frei formulierten »Bericht an den Gutachter«. Es gibt Menschen, die es schon in ihrer Schulzeit gehasst haben, Aufsätze zu schreiben. Wahrscheinlich tun sie sich auch heute schwer damit, einen Bericht an den Gutachter zu verfassen. Als jemand, der immer gerne geschrieben (und gelesen) hat, würde ich Sie gerne mit einigen Hinweisen ermutigen.

Da der Gutachter den Patienten nicht kennt, sind Sie die Expertin. Also schreiben Sie eine Expertise aus Ihrer Sicht und versuchen Sie darin, möglichst eindeutig und überzeugend zu sein. Im Laufe der Diagnostik haben Sie versucht, ein Bild zu gewinnen: Wer ist dieser Patient (Bild der Persönlichkeit) und woran leidet er (Störungsbild)? Persönlichkeit und Störung müssen sie selbst erschließen. Wenn der Patient sagt, »ich bin depressiv«, muss das nicht heißen, dass er eine depressive Störung im Sinne einer depressiven Neurose oder eine depressive Episode im Sinne der ICD-10 hat. Wenn die Patientin sagt, »ich bin traumatisiert«, kann das ebenfalls Vieles bedeuten; Posttraumatische Belastungsstörungen sind aber etwas sehr Seltenes und Schweres. Die Einschätzung der vorliegenden Störung ist Teil Ihrer abschließenden Expertise. Bis dahin werden Sie Vieles klären:

- In welcher Lebenssituation und eventuell in welchen Lebensschwierigkeiten befindet sich der Patient aktuell? (soziale Realität)
- Lässt sich in der Zeit seines Krankwerdens eine innere oder äußere Veränderung der Lebenssituation sehen, die seine Bewältigungsmöglichkeiten überfordert hat? (symptomauslösende Situation)
- Welche biografischen Lebensbedingungen haben den Patienten als Kind und Jugendlichen geprägt/belastet/überfordert? (biografische Konstellation)
- Welche speziellen Konflikte/Affekte/Charakterhaltungen (die dem Patienten heute nicht voll bewusst sind) sind aus den biografischen Belastungserfahrungen zurückgeblieben und lassen sich heute als unbewusste Motive seines Verhaltens verstehen?

Das ist der psychodynamische Kern des Berichts: das innere, dem Patienten selbst nicht deutlich bewusste Kräftespiel, bestehend aus Bedürfnissen, Sehnsüchten einerseits und Affektspannungen andererseits, aus Abwehrhaltungen und Bewältigungsstrategien, die seinen heutigen Charakter ausmachen; aber auch aus früh entstandenen Defiziten in der Entwicklung der Persönlichkeitsstruktur (in den strukturellen Fähigkeiten, sich zu reflektieren, zu regulieren, zu tolerieren und zu differenzieren) und aus charakterlichen Strategien der Vermeidung, des sozialen Rückzugs, der Selbstschädigung etc.

Vor dem Hintergrund dieses Bildes stellt sich die therapeutische Frage: Was müsste der Patient verändern können, damit er besser mit seinem Leben zurechtkommt? Glauben Sie, dass Sie ihm dabei therapeutisch behilflich sein können? Und wenn ja, wie kann das Ziel erreicht werden? Was macht Ihnen dabei am ehesten Hoffnung, was ist womöglich das größte Therapiehindernis oder Risiko?

Wenn es Ihnen schwer fällt, typische Konflikte zu unterscheiden, lassen Sie sich durch die Lektüre der OPD-Konfliktdefinitionen anregen. Dort sind die unterschiedlichen Konfliktmuster in ihren Auswirkungen auf das Verhalten operational beschrieben – z. B. in: Arbeitskreis OPD (Hrsg.) 2014: OPD-2 oder in Stasch et al. (2016): OPD-2 im Psychotherapie-Antrag; eine Beschreibung der Grundkonflikte findet sich bei Rudolf in den letzten vier Auflagen der »Psychotherapeutischen Medizin« (8. Aufl. 2017).

Wenn Sie die Schwere struktureller Defizite nicht gut einschätzen können, schauen Sie in die OPD-Struktur-Checkliste oder in den Fragebogen zur Struktur-Selbsteinschätzung (SSK) (in Rudolf: »Strukturbezogene Psychotherapie«, 3. Aufl. 2013). Treffen Sie eine Auswahl der Merkmale, die für Sie diagnostisch am deutlichsten zu erkennen sind.

Verabreden Sie in der die Diagnostik abschließenden Diskussion mit dem Patienten, welche ein oder zwei Hauptschwierigkeiten (Konflikte, strukturelle Defizite, dysfunktionale Verhaltensweisen, Symptome) Sie vorschlagen, in der Behandlung bevorzugt zu bearbeiten (Fokusvereinbarung). Beschreiben Sie möglichst auch, was dabei das Therapieziel ist, das der Patient erreichen möchte oder könnte.

Freilich ist es erforderlich, dass der formulierte Behandlungsplan eine im Kern psychodynamische Ausrichtung hat. Wenn es dort etwa heißt: »Die Patientin benötigt Begleitung und Ermutigung in ihrer berechtigten Forderung nach Unterstützung. Sie bedarf eines Resonanz gebenden Gegenübers, das es ihr ermöglicht, korrigierende Erfahrungen zu machen«, dann verweist eine solche Formel nicht auf eine tiefenpsychologische Behandlungskonzeption, sondern auf eine allgemeine psychologische Begleitung. Das wäre psychodynamisch zu wenig. Nutzen Sie stattdessen das, was die Stärke der TP ausmacht, formulieren sie einen TP-spezifischen psychodynamischen Fokus (bezüglich unverarbeiteter Konfliktinhalte und struktureller Defizite), den Sie bearbeiten möchten und auch in der Diagnose zum Ausdruck gebracht haben.

Zum Schluss: Versuchen Sie nicht, dem Gutachter damit eine Freude zu machen, dass sie die Patientin als möglichst gesund beschreiben, er wird sich dann erst recht Sorgen machen.

Versuchen Sie nicht, aus dem krummen Holz einer Lebensgeschichte einen möglichst geraden Bericht zu zimmern. Das Leben besteht zu einem nicht geringen Teil auch aus Widersprüchen und Ungereimtheiten, die man, wenn überhaupt, erst viel später verstehen lernt.

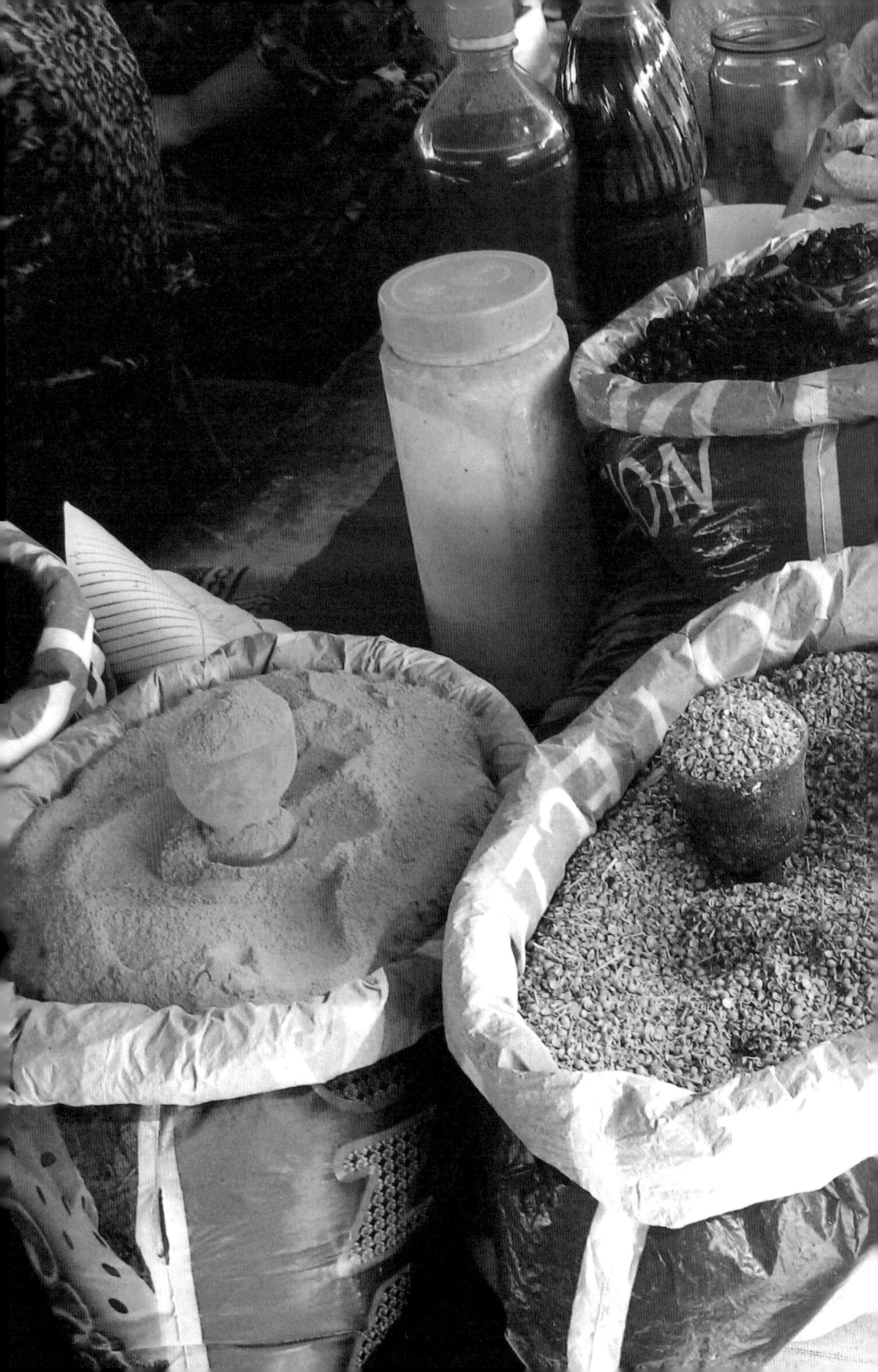

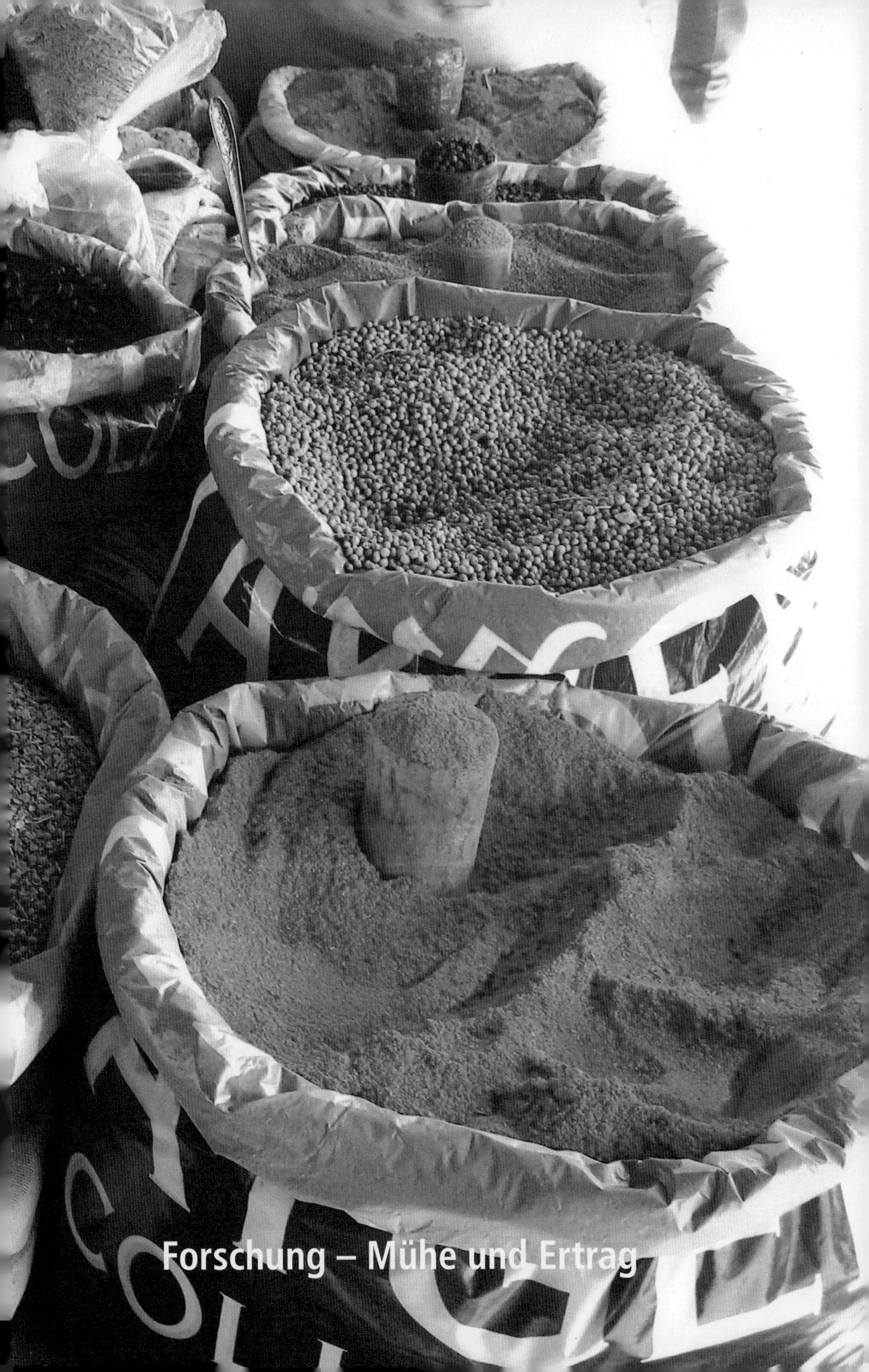

Forschung – Mühe und Ertrag

6 Eine Auswahl thematischer Schwerpunkte in Veröffentlichungen der eigenen Arbeitsgruppe

Das folgende Kapitel ist nicht als Literaturverzeichnis im üblichen Sinne gedacht. Vielmehr sind Veröffentlichungen, an denen die eigene Arbeitsgruppe in Berlin und Heidelberg beteiligt war, um jene Themen gruppiert, die uns in den letzten 45 Jahren besonders beschäftigt haben. Sie spiegeln damit eine wissenschaftliche Entwicklung in zwei universitären Einrichtungen, die Psychotherapie und Psychosomatik als ihre Aufgabe gewählt hatten.

6.1 Methodik, Instrumente

Als erstes inhaltliches Thema haben wir die Frage der Methodik herausgegriffen: Mit welchen Ansätzen, und darauf bezogen mit welchen Instrumenten, wird es möglich, sich dem interpersonellen Geschehen der Psychotherapie anzunähern?

Rudolf, G. (1974a): Vergleich des analytischen Standardverfahrens mit der Dynamischen Psychotherapie. In: Dührssen, A., Jorswieck, E., Fahrig, H., Harling, H.O., Rudolf, G.: Ein Vergleich verschiedener psychotherapeutischer Techniken mit Hilfe psycholinguistischer Methoden. Zschr Psychosom Med 20, 12–18.

Rudolf, G. (1976a): Über die Schwierigkeiten, zwischenmenschliche Beziehungen mit Hilfe psychoanalytischer Beschreibungsmodelle zu erfassen: Eine Kritik der Ich-Psychologie. Zschr Psychosom Med 22, 135–149.

Rudolf, G. (1976b): Zur Überprüfung des Lerneffekts im psychotherapeutisch-psychosomatischen Praktikum. Gr Ther Gr Dy 11, 158–170.

Rudolf, G. (1979): Der psychische und sozialkommunikative Befund, ein Instrument zur standardisierten Erfassung neurotischer Befunde. Zschr Psychosom Med 25, 1–16.

Dührssen, A., Bodenstein, D., Holitzner, W.V., Horstkotte, G., Kettler, A.R., Lieberz, K., Rudolf, G., Sandweg, R., Stille, D.R., Wagerer, M. (1980): Das Berliner Dokumentationssystem für Psychotherapie. Zschr Psychosom Med 26, 119–157.

Rudolf, G., Stille, M. (1982): Die Einschätzung von Neurosenbefunden und Behandlungsaussichten bei 615 ambulanten Psychotherapiepatienten. Zschr Psychosom Med 28, 139–149.

Rudolf, G., Porsch, U. (1986): Neurotische Interaktionsmuster. Die Bildung von Befundskalen aus dem PSKB. Zschr Psychosom Med 32, 117–139.

Rudolf, G. (1988): Zur Rezeption Schultz-Hencke'scher Konzepte im Jahre 1985. In: Rudolf, G., Rüger, U. (Hrsg.): Die Psychoanalyse Schultz-Henckes. Stuttgart: Thieme.

Rudolf, G. (1991a): Free University of Berlin: Berlin Psychotherapy Study. In: Beutler, L.E., Crago, M. (eds.): Psychotherapy Research. An International Review of Programmatic Studies. Washington: American Psychol. Assoc.; 185–193.

Rudolf, G. (1991b): PSKB-Se – ein psychoanalytisch fundiertes Instrument zur Patienten-Selbsteinschätzung. Zschr Psychosom Med 37, 350–360.

Rudolf, G. (1991c): Die Beziehung zwischen Psychotherapie-Forschung und therapeutischer Praxis. Lindauer Texte (PDF).

Rudolf, G. (1994): Psychoanalytische Methoden in der Psychosomatischen Medizin. In: Hahn, P., Werner, A. (Hrsg.): Modell und Methode in der Psychosomatik. Eine Bestandsaufnahme gegenwärtiger psychosomatischer Forschungs- und Arbeitsansätze. Weinheim: Deutscher Studienverlag; 31–41.

Manz, R., Henningsen, C., Rudolf, G. (1995): Methodische und statistische Aspekte der Therapieevaluation am Beispiel der Berliner Psychotherapiestudie. Psychother Psychosom Med Psychol 45, 52–59.

Rudolf, G. (1995a): Der Beitrag der Psychosomatik zur Theorie und Praxis der Medizin. In: Bauer, A. (Hrsg.): Theorie der Medizin. Diagnose zwischen Grundlagenfächern und Klinik. Heidelberg, Leipzig: Johann Ambrosius Barth; 112–124.

Rudolf, G. (1996a): Psychotherapieforschung bezogen auf die psychotherapeutische Praxis. In: Psychotherapie Forum 4, 124–134.

Rudolf, G., Laszig, P., Henningsen C. (1997): Dokumentation im Dienste von Forschung und Qualitätssicherung. Psychotherapeut 42, 145–155.

Rudolf, G. (1997a): Die Objektivierung des Subjektiven. Co-Referat zu U. Baumann. In: Mundt C., Barnett M., Linden W. (Hrsg.): Psychotherapie in der Psychiatrie. Heidelberg: Springer; 27–33.

Rudolf, G. (1998a): Taxonomie der Psychotherapieforschung. Psychotherapie Forum 6, 80–91.

Jakobsen, T., Zimmermann, T., Rudolf, G. (1999): Die »Wiedervereinigung« und ihre Gesundheitsfolgen oder psychische und psychosomatische Befindlichkeit in Ost- und Westdeutschland. In: Hessel, A., Geyer, M. (Hrsg.): Gewinne und Verluste sozialen Wandels. Opladen: Westdeutscher Verlag GmbH; 200–211.

Henningsen, P., Rudolf, G. (2000): Zur Bedeutung der Evidence-Based Medicine für die Psychotherapeutische Medizin. PPmP 50, 366–375.

Rudolf, G., Grande, T., Oberbracht, C. (2000): Die Heidelberger Umstrukturierungsskala. Ein Modell der Veränderung in psychoanalytischen Therapien und seine Operationalisierung in einer Schätzskala. Psychotherapeut 45, 237–246.

Rudolf, G. (2001a): Vorbild Amerika ? Entwicklungen in der Medizin zwischen Brain, Mind und Money. PPmP 51, 190–192.

Rudolf, G. (2002a): Vorteile und Risiken der Klassifikation. Lindauer Texte (PDF).

Leising, D., Rudolf, G. Grande, T. (2004): Die klinische Emotionsliste – ein Verfahren zur Erfassung des affektiven Erlebnisrepertoires von Patienten. Psychother Psychosom Med Psychol 54, 173–178.

Rudolf, G. (2005a): Modelle vom Menschen in der Medizin: Der Beitrag der Psychotherapie. Abschiedsvorlesung vom 19. 11. 2004. Verhaltenstherapie und Psychosoziale Praxis – Mitteilungen der DGVT 37, Heft 1, 152–160.

Rudolf, G. (2006a): Empirische Annäherung an einen unmöglichen Gegenstand. In: Mattanza, G., Meier, I., Schlegel, M. (Hrsg.): Seele und Forschung. Ein Brückenschlag in der Psychotherapie. Basel: Karger; 13–25.

Vogel, H., Brockmann, J., Caspar, F., Rudolf, G., Stangier, U., Scheidt, E. (2012): Versorgungsforschung im Feld ist möglich. Der wissenschaftliche Beirat zum Modell der Techniker-Krankenkasse. Deutsches Ärzteblatt PP 8, 371–383.

Rudolf, G. (2015a): Menschenbild und Psychotherapie. Psychotherapeut 60/5, 370–376.

6.2 Biografie, soziale Entwicklung

Im Versuch, sich dem Krankheitsgeschehen verstehend anzunähern, spielen lebensgeschichtliche Erfahrungen des Patienten und soziale Gegebenheiten seines Lebens eine wichtige Rolle. Damit beschäftigen sich die folgenden Arbeiten.

Rudolf, G. (1973): Entstehungsbedingungen neurotischer Symptomatik: Der Einfluss der sozialen Verhältnisse. Zschr Psychosom Med 19, 128–144.

Rudolf, G. (1974b): Die Bedeutung von Lebensveränderungen für den Ausbruch neurotischer Symptomatik. Psychother Med Psychol 24, 198–215.

Rudolf, G. (1991d): Die Kindheit aus der Sicht des erwachsenen Patienten – zur Problematik der Geneseforschung. In: Lehmkuhl, U. (Hrsg.): Therapeutische Aspekte und Möglichkeiten in der Kinder- und Jugendpsychiatrie. Heidelberg: Springer; 126–135.

Sandweg, R., Sänger-Alt, C., Rudolf, G. (1992): Psychopathologischer Befund und Behandlungsergebnisse bei Rentenantragstellern. Nervenarzt 63, 539–544.

Motzkau, H., Rudolf, G. (1997): Biographie und Krankheit. Belastende Ereignisse und Faktoren pathogener Sozialisation bei psychisch und psychosomatisch Kranken. Kölner Zeitschrift für Soziologie und Sozialpsychologie 49, 674–701.

Rudolf, G., Motzkau, H. (1997): Die Auswirkungen von biographischen Belastungen auf die Gesundheit von erwachsenen Männern und Frauen. Zschr Psychosom Med 43, 349–368.

Hentschel, U., Bijleveld, C., Rudolf, G. (1998): Kindheitserfahrungen, internalisierte Elternbilder und therapeutische Allianz in Beziehung zum Therapieerfolg. Zschr Psychsom Med 43, 334–348.

Rudolf, G. (2000a): Die Entstehung psychogener Störungen: ein integratives Modell. Praxis der Kinderpsychologie und Kinderpsychiatrie 5, 331–366.

Rudolf, G. (2000b): Die frühe Bindungserfahrung und der depressive Grundkonflikt. Prax Kinderpsychol Kinderpsychiat 49, 707–712.

Rudolf, G., Rüger, U. (2011): Einführung zu Dührssen A.: Die biographische Anamnese unter tiefenpsychologischem Aspekt. Stuttgart: Schattauer; 1–16.

Rudolf, G. (2018a): Umgang mit Geschichte. Psychotherapeutische Perspektiven. Psychotherapeut 63/5, 5–12.

6.3 Gender, Emotionen, Angst

Psychische Störungen sind insbesondere durch Aspekte der Emotionalität, zum Beispiel Angst gekennzeichnet. Dabei spielen nicht selten Fragen der Geschlechtszugehörigkeit eine Rolle.

Rudolf, G., Stratmann, H. (1989): Psychogene Störungen bei Männern und Frauen. Zschr Psychosom Med Psychoanal 3, 201–219.

Sänger-Alt, C., Sandweg, R., Merten, J., Rudolf, G. (1991): Persönlichkeitsmerkmale von Phobikern und ihre Veränderung durch Psychotherapie. Psychother Psychosom Med Psychol 41, 411–464.

Heuft, G., Rudolf, G., Öri, C. (1992): Ältere Patienten in psychosomatisch-psychotherapeutischen Institutionen. Zschr Psychosom Med 38, 358–370.

Rudolf, G. (1997b): Enttäuschung – ein affektives Muster und seine klinische Bedeutung. In: Zschr Psychosom Med Psychoanal 43, 101–118.

Rudolf, G. (1997c): Zur Psychodynamik der Hysterie heute. In: Nissen, G. (Hrsg.): Hysterie und Konversion. Prävention und Therapie. Bern: Huber; 35–42.

Rudolf, G. (1999a): Persönlichkeit und Symptom im Kontext der Psychotherapie. In: Buchheim, P., Cierpka, M., Seifert, T. (Hrsg.): Lindauer Texte. Symptom und Persönlichkeit im Kontext. Berlin, Heidelberg: Springer; 1–18.

Könnecke, R., Wilke, S., Ermel, S., Küchenhoff, J., Rudolf, G. (2001): Zur Differenzierung des Kinderwunsches von ungewollt kinderlosen Männern – Ergebnisse eines Qualitativen Forschungsansatzes. Zschr Med Psychol 10, 159–169.

Rudolf, G. (2002b): Gibt es nachweisbare Einflüsse der Geschlechtszugehörigkeit in der Psychotherapie? In: Schweizer CHARTA für Psychotherapie Fortbildungsausschuss (Hrsg.): Mann oder Frau? Wie bestimmend ist das Geschlecht in der psychotherapeutischen Interaktion? Tübingen: edition diskord.

Rudolf, G. (2005b): Angst und Zuversicht aus psychotherapeutischer Sicht. Sammelband der Vorträge des Studium Generale der Ruprecht-Karls-Universität Heidelberg im Sommersemester 2003. Heidelberg: Universitätsverlag Winter; 91–100.

Rudolf, G. (2008a): Der Traum vom vollkommenen Menschen. Frankenstein – Schizotype Störung. In: Doering, S., Möller, H. (Hrsg.): Frankenstein und Belle de Jour. 30 Filmcharaktere und ihre psychischen Störungen. Heidelberg, Berlin: Springer; 87–98.

Rudolf, G. (2012a): Opferüberzeugungen. Die »neuen Störungsbilder« – Faszination und Schwierigkeiten. Forum Psychoanal 28, 359–372.

6.4 Diagnostik, Indikation

Das psychotherapeutische Handeln setzt diagnostische Verfahren voraus und aus diesen muss die Indikationsentscheidung für bestimmte therapeutische Vorgehensweisen abgeleitet werden.

Rudolf, G., Stille, D. (1984a): Der Einfluss von Krankheitsbild und Krankheitsverhalten auf die Indikationsentscheidung in der Psychotherapie. Prax Psychother Psychosom 29, 115–128.

Rudolf, G., Stille, D. (1984b): Die Bedeutung von positiven Persönlichkeitsmerkmalen und Abwehrhaltungen für die Einschätzung der Behandlungschancen von Psychotherapiepatienten. Psychother Psychosom Med Psychol 34, 161–170.

Rudolf, G., Stille, D. (1985): Wege der klinischen Urteilsbildung: Die Einschätzung von Neurosestrukturen und Behandlungschancen durch unterschiedliche Therapeutenpersönlichkeiten. In: Czogalik, D., Ehlers, W., Teufel, R. (Hrsg.): Perspektiven der Psychotherapieforschung: Einzelfall – Gruppe – Institution. Freiburg: Hochschulverlag; 228–241.

Rudolf, G., Grande, T., Porsch, U., Wilke, S. (1987a): Prognose und Indikation – von der Objektivierung der Patienteneigenschaften zur Analyse der Arzt-Patient-Interaktion. In: Lamprecht, F. (Hrsg.): Spezialisierung und Integration in Psychosomatik und Psychotherapie. Berlin, New York, Tokio: Springer; 225–230.

Janssen, P.L., Dahlbender, R.W., Freiberger, H.J., Heuft, H., Mans, E.J., Rudolf, G., Schneider, W., Seidler, G.H. (1996): Leitfaden zur psychodynamisch diagnostischen Untersuchung. Psychotherapeut 41, 297–304.

Rudolf, G., Rüger, U. (2001): Zur Differentialindikation zwischen tiefenpsychologisch fundierter und analytischer Psychotherapie. Psychotherapeut 46, 216–219.

Rudolf, G. (2012b): Intuition und Diagnostik. www.lptw.de

Rudolf, G., Rüger, U. (2012a): Psychodynamische Diagnostik. In: Reimer, C., Rüger, U. (Hrsg.): Psychodynamische Psychotherapien. 4. Aufl. Heidelberg: Springer; 35–46.

6.5 Körper, Psychosomatik

Nicht ohne Grund sind psychotherapeutische Universitätsabteilungen häufig mit dem Spezialbereich Psychosomatik verknüpft. Der Bereich des Leiblichen stellt Psychotherapeuten in der Diagnostik und Behandlung vor sehr spezielle Aufgaben.

Rudolf, G. (1972): Zur Psychologie der Horrorliteratur. Schizoides Körpererleben am Beispiel von Frankensteins Monster. Zschr Psychosom Med 18, 206–219.

Rudolf, G., Jaeger, M. (unter Mitarbeit von Porsch, U.) (1987): Persönlichkeitsstruktur und Krankheitsverhalten von Patienten mit Schlafstörungen. Prax Psychother Psychosom 32, 95–103.

Rudolf, G. (1990a): Psychosomatik als Forschung und Therapie im Felde menschlicher Beziehungen. Zschr Psychosom Med 36, 276–292.

Rudolf, G. (1992): Körpersymptomatik als Schwierigkeit der Psychotherapie. Prax Psychother Psychosom 37, 11–23.

Rudolf, G., Schiller, A., Manz, R., Henningsen, P., Clement, U., Nebe, C. T. (1995a): Der Verlauf immunologischer Parameter unter stationärer Psychotherapie am Beispiel zweier Einzelfallstudien. Zschr Psychosom Med 41, 170–189.

Henningsen, P., Rudolf, G. (1998): Klinische Differentialdiagnose somatoformer Störungen. In: Rudolf, G., Henningsen, P. (Hrsg.): Somatoforme Störungen. Theoretisches Verständnis und therapeutische Praxis. Aktuelle Entwicklungen in der Psychotherapeutischen Medizin. Stuttgart: Schattauer; 13–24.

Rudolf, G. (1998b): Der Prozess der depressiven Somatisierung. In: Rudolf, G., Henningsen, P. (Hrsg.): Somatoforme Störungen. Theoretisches Verständnis und therapeutische Praxis. Aktuelle Entwicklungen in der Psychotherapeutischen Medizin. Stuttgart: Schattauer; 171–184.

Rudolf, G. (1998c): Somatoforme Störungen: Quellentexte zu den Leitlinien. Zschr Psychsom Med 44, 103–107.

Rudolf, G. (1998d): Neuronale Plastizität und Psychosomatik (2). In: Haux, R., Bauer, A. W., Eich, W., Herzog, W., Rüegg, J. C., Windeler, J. (Hrsg.): Wissenschaftlichkeit in der Medizin. Teil II: Physiologie und Psychosomatik. Versuche einer Annäherung (Brücken …; Bd. 4). Frankfurt: VAS; 121–130.

Rudolf, G., Henningsen, P. (2003): Die psychotherapeutische Behandlung somatoformer Störungen. Zschr Psychosom Med Psychother 49, 3–19.

Rudolf, G. (2004a): Individuelle und soziokulturelle Einflüsse auf die Entwicklung somatoformer Schmerzstörungen. In: Sandweg, R. (Hrsg.): Chronischer Schmerz und Zivilisation. Organstörungen, psychische Prozesse und gesellschaftliche Bedingtheiten. Göttingen: Vandenhoeck & Ruprecht; 85–103.

Rudolf, G., Henningsen, P. (2006): Somatoforme Störungen. In: Reimer, C., Rüger, U. (Hrsg.): Psychodynamische Psychotherapien. 3. Aufl. Heidelberg: Springer; 311–318.

Rudolf, G. (2008b): Psychosomatik – Konzeptuelle und psychotherapeutische Aspekte. In: Jenny, R., Traber, Y. (Hrsg.): Wo beginnt Heilung? Kritische Ansätze in der Therapie somatoformer Störungen. Berlin: Weißenseeverlag; 33–48.

Rudolf, G. (2010a): The impact of structural functioning for the embodied self. In: Fuchs, T., Sattel, H. C., Henningsen, P. (Hrsg.): The Embodied Self. Stuttgart: Schattauer; 250–259.

Rudolf, G., Henningsen, P. (2012): Somatoforme Störungen. In: Reimer, C., Rüger, U. (Hrsg.): Psychodynamische Psychotherapien. 4. Aufl. Heidelberg: Springer, 225–234.

6.6 Psychodynamische Psychotherapien

Jedes psychotherapeutische Behandlungskonzept wirft Fragen der Definition und Abgrenzung auf, die konzeptuell und störungsbezogen beantwortet werden müssen.

Rudolf, G. (1990b): Wissenschaftliche Evaluation von Psychotherapie. Zschr Psychosom Med 36, 174–177.

Rudolf, G. (1990c): Die Beziehung zwischen Psychotherapieforschung und psychotherapeutischer Praxis. In: Buchheim, P., Cierpka, M., Seifert, T. (Hrsg.): Psychotherapie im Wandel. Abhängigkeit. Lindauer Texte. Heidelberg: Springer; 113–129.

Rudolf, G. (1993a): Aufbau und Funktion von Fallgeschichten im Wandel der Zeit. In: Stuhr, U., Deneke, F. W. (Hrsg.): Die Kultur der Fallgeschichte – zwischen Verstehen und Messen. Heidelberg: Asanger-Verlag; 17–31.

Rudolf, G., Grande, T. (1993): Differentialindikation zwischen ambulanter und stationärer Psychotherapie neurotischer und psychosomatischer Störungen aus psychoanalytischer Sicht. In: Möller, H. J. (Hrsg.): Therapie psychiatrischer Erkrankungen. Stuttgart: Thieme; 591–597.

Rudolf, G., Manz, R., Öri, C. (1999): Outcomes of Psychoanalytic Therapies. Int Forum Psychoanal 8, 125–134.

Rudolf, G. (2001b): Analytische Psychotherapieverfahren. In: Deter, H.-C. (Hrsg.): Psychosomatik am Beginn des 21. Jahrhunderts. Chancen einer biopsychosozialen Medizin. Bern, Göttingen, Toronto, Seattle: Verlag Hans Huber; 183–189.

Rudolf, G. (2001c): Tiefenpsychologie. In: Cierpka, M., Buchheim, P. (Hrsg.): Psychodynamische Psychotherapie. Heidelberg: Springer; 13–23.

Rudolf, G., Rüger, U. (2001): Zur Differentialindikation zwischen tiefenpsychologisch fundierter und analytischer Psychotherapie. Psychotherapeut 46, 216–219.

Rudolf, G. (2003): Störungsmodelle und Interventionsstrategien in der psychodynamischen Depressionsbehandlung. Z Psychosom Med Psychother 49, 363–376.

Brandl, Y., Bruns, G., Gerlach, A., Haus, S., Janssen, P. L., Kächele, H., Leichsenring, F., Leuzinger-Bohleber, M., Mertens, W., Rudolf, G., Schlösser, A.-M., Springer, A., Stuhr, U., Windaus, E. (2004): Psychoanalytische Therapie. Eine Stellungnahme für die wissenschaftliche Öffentlichkeit und für den Wissenschaftlichen Beirat Psychotherapie. Forum der Psychoanalyse 1, 13–125.

Rudolf, G., Grande, T. (2006): Fokusbezogene psychodynamische Psychotherapie: Ein OPD-basierter Leitfaden. Psychotherapeut 51, 276–289.

Rudolf, G. (2009): Psychotherapie der Persönlichkeitsstörungen in der tiefenpsychologischen und analytischen Richtlinienpsychotherapie. Persönlichkeitsstörungen 13, 3–14.

Rudolf, G. (2011): Psychodynamische Psychotherapie. Ärztliche Psychotherapie und Psychosomatische Medizin 6, 155–162.

Rudolf, G., Rüger, U. (2012b): Psychodynamische Therapieverfahren: Welche nicht-psychodynamischen Ansätze lassen sich integrieren? In: Reimer, C., Rüger, U. (Hrsg.): Psychodynamische Psychotherapien. 4. Aufl. Heidelberg: Springer; 25–34.

6.7 Therapeutische Beziehung

Der Beziehungsaspekt ist von zentraler Bedeutung für das Störungsverständnis und das therapeutische Vorgehen. Hier wird vor allem die therapeutische Arbeitsbeziehung als Prädiktor einer effektiven Behandlung untersucht.

Rudolf, G. (1983): Verbale und nonverbale Kommunikation in der Psychotherapie. In: Stille, D., Hartwich, P. (Hrsg.): Video in der klinischen Arbeit von Psychiatern und Psychotherapeuten. Platane 19 e.V., Berlin.

Rudolf, G., Gassmann, U. (1986): Umfang, Inhalte und prognostische Bedeutung sprachlicher Interaktion in Gruppentherapien. Gruppenpsychother Gruppendynamik 21, 208–223.

Grande, T., Porsch, U., Rudolf, G. (1987): Die biographische Anamnese als Ergebnis der Therapeut-Patient-Interaktion und der Einfluss auf Prognose und Indikationsentscheidungen. In: Lamprecht, F. (Hrsg.): Spezialisierung und Integration in Psychosomatik und Psychotherapie. Berlin, New York, Tokio: Springer; 231–237.

Porsch, U., Grande, T., Rudolf, G. (1987): Die Person des Therapeuten als Einflussgröße bei der Befunddokumentation Psychotherapie-suchender Patienten. In: Lamprecht, F. (Hrsg.): Spezialisierung und Integration in Psychosomatik und Psychotherapie. Berlin, New York, Tokio: Springer; 238–242.

Rudolf, G., Grande, T., Porsch, U., Wilke, S. (1987a): Prognose und Indikation – von der Objektivierung der Patienteneigenschaften zur Analyse der Arzt-Patient-Interaktion. In: Lamprecht, F. (Hrsg.): Spezialisierung und Integration in Psychosomatik und Psychotherapie. Berlin, New York, Tokio: Springer; 225–230.

Rudolf, G., Grande, T., Porsch, U. (1987b): Indikationsstellung und therapeutische Interaktion bei dynamischer Psychotherapie und analytischer Standardbehandlung. Zschr Psychosom Med 33, 221–237.

Rudolf, G. (1987): Die Arzt-Patient-Beziehung in der ärztlichen Praxis. In: Hippius, H., Schmauß, M. (Hrsg.): Aktuelle Aspekte der Psychiatrie in Klinik und Praxis. München: Zuckschwerdt; 37–41.

Grande, T., Porsch, U., Rudolf, G. (1988): Muster therapeutischer Zusammenarbeit und ihre Beziehung zum Therapieergebnis. Zschr Psychosom Med 34, 76–100.

Porsch, U., Rudolf, G., Grande, T. (1988): Formen der therapeutischen Arbeitsbeziehung. Zschr Psychosom Med 34, 50–75.

Rudolf, G., Grande, T., Porsch, U. (1988): Die initiale Patient-Therapeut-Beziehung als Prädiktor des Behandlungsverlaufs. Zschr Psychosom Med 34, 32–49.

Wilke, S., Grande, T., Rudolf, G., Porsch, U. (1988): Wie entwickeln sich Patienten im Anschluss an eine stationäre Psychotherapie? Zschr Psychosom Med 34, 107–124.

Rudolf, G., Manz, R. (1993): Zur prognostischen Bedeutung der therapeutischen Arbeitsbeziehung. Psychother Psychosom Med Psychol 43, 193–199.

Hentschel, U., Kiessling, M., Rudolf, G. (1997): Therapeutic alliance and transference: An exploratory study of their empirical relationship. J Nerv Ment Dis 185(4), 254–262.

Faller, H., Rudolf, G. (1997): Die Bedeutung der therapeutischen Arbeitsbeziehung für Diagnostik und Indikationsstellung bei Psychotherapiepatienten. Zschr Psychosom Med 44, 54–71.

Hentschel, U., Catrien, C., Bijleveld, J.H., Rudolf, G. (1999): Psychodynamische Persönlichkeitsmerkmale von Psychotherapeuten in Beziehung zum Therapieerfolg. Psychother Psychosom Med Psychol 49, 55–63.

Grande, T., Rudolf, G., Jakobsen, T. (2004): Beziehungsdynamische Fallformulierung, Fokusbildung und Interventionsplanung auf Grundlage der OPD-Beziehungs-Diagnostik. In: Dahlbender, R.W., Buchheim, P., Schüssler, G. (Hrsg.): OPD. Lernen an der Praxis. OPD und Qualitätssicherung in der Psychodynamischen Psychotherapie. Bern, Göttingen, Toronto, Seattle: Huber Verlag; 95–109.

6.8 Struktur, strukturelle Störung

Die Strukturdynamik als Alternative zur Konfliktdynamik hat uns immer beschäftigt. Die Definitionen der Arbeitsgruppe OPD haben uns schließlich erlaubt, diese Bereiche verlässlich zu unterscheiden und ihre Bedeutung für unterschiedliche Krankheitsbilder zu verstehen

Schneider, W., Buchheim, P., Cierpka, M., Freyberger, H.J., Hoffmann, S.O., Janssen, P., Muhs, A., Rudolf, G., Rüger, U., Schüssler, G. (1995): Entwicklung eines Modells der Operationalen Psychodynamischen Diagnostik OPD. Zschr Psychother Med Psychol 45, 121–130.

Cierpka, M., Buchheim, P., Freyberger, H.J., Hoffmann, S.O., Janssen, P., Muhs, A., Rudolf, G., Rüger, U., Schneider, W., Schüßler, G. (1995): Die erste Version einer Operationalisierten Psychodynamischen Diagnostik (OPD-1). Psychotherapeut 40, 69–78.

Rudolf, G. (1995b): Diagnostik struktureller Störungen. In: Schneider, G., Seidler, G.H. (Hrsg.): Internalisierung und Strukturbildung in Psychoanalyse und Psychotherapie. Opladen: Westdeutscher Verlag; 313–328.

Rudolf, G., Buchheim, P., Ehlers, W., Küchenhoff, J., Muhs, A., Pouget, D., Rüger, U., Seidler, G.H., Schwarz, F. (1995b): Struktur und strukturelle Störung. Zschr Psychosom Med 41, 197–212.

Rudolf, G. (1996b): Operationalisierte Psychodynamische Diagnostik (OPD): Die Einschätzung des Strukturniveaus. In: Buchheim, P., Cierpka, M., Seifert, T. (Hrsg.): Lindauer Texte. Heidelberg: Springer; 275–292.

Rudolf, G. (1997d): Der Strukturbegriff in der neueren psychosomatischen Diagnostik. In: Deter, H.C., Studt, H.H. (Hrsg.): Psychotherapeutische Medizin und ihr Kontext. Berlin: Verlag für Akademische Schriften.

Grande, T., Oberbracht, C., Rudolf, G. (1998a): Einige empirische Zusammenhänge zwischen den Achsen »Beziehung«, »Konflikt« und »Struktur-2«. In: Schauenburg, H., Buchheim, P., Cierpka, M., Freyberger, H.J. (Hrsg.): OPD in der Praxis. Konzepte, Anwendungen, Ergebnisse der Operationalisierten Psychodynamischen Diagnostik. Bern: Huber; 121–138.

Grande, T., Rudolf, G., Oberbracht, C. (1998b): Die Strukturachse der Operationalisierten Psychodynamischen Diagnostik (OPD): Forschungsergebnisse zum Konzept und zur klinischen Anwendung. Persönlichkeitsstörungen PTT 2, 173–182.

Rudolf, G., Oberbracht, C., Grande, T. (1998): Die Struktur-Checkliste. Ein anwenderfreundliches Hilfsmittel für die Strukturdiagnostik nach OPD. In: Schauenburg, H., Buchheim, P., Cierpka, M., Freyberger, H.J. (Hrsg.): OPD in der Praxis. Konzepte, Anwendungen, Ergebnisse der Operationalisierten Psychodynamischen Diagnostik. Bern: Huber; 167–181.

Rudolf, G. (1999b): Persönlichkeitsstörung und Persönlichkeitsstruktur. Persönlichkeitsstörungen PTT, 41–48.

Grande, T., Rudolf, G., Oberbracht, C (2000): Veränderungsmessung auf OPD-Basis: Schwierigkeiten und ein neues Konzept. In: Schneider, W., Freyberger, H.J. (Hrsg.): Was leistet die OPD? Empirische Befunde und klinische Erfahrungen mit der Operationalisierten Psychodynamischen Diagnostik. Bern: Huber; 148–161.

Rudolf, G., Schneider, W. (2000): Entscheidungsprozesse bei der OPD-Diagnostik: Ergebnisse einer Umfrage. In: Schneider, W., Freyberger, H.J. (Hrsg.): Was leistet die OPD? Empirische Befunde und klinische Erfahrungen mit der Operationalisierten Psychodynamischen Diagnostik. Bern: Huber; 137–147.

Rudolf, G. (2002c): Struktur als psychodynamisches Konzept der Persönlichkeit. In: Rudolf, G., Grande, T., Henningsen, P. (Hrsg.): Die Struktur der Persönlichkeit. Vom theoretischen Verständnis zur therapeutischen Anwendung des psychodynamischen Strukturkonzepts. Stuttgart: Schattauer; 2–48.

Rudolf, G., Jakobsen, T., Grande, T., Oberbracht, C. (2002): Strukturelle Aspekte der Persönlichkeitsstörungen. In: Rudolf, G., Grande, T., Henningsen, P. (Hrsg.): Die Struktur der Persönlichkeit. Vom theoretischen Verständnis zur therapeutischen Anwendung des psychodynamischen Strukturkonzepts. Stuttgart: Schattauer; 158–176.

Rudolf, G., Grande, T., Jakobsen, T. (2004): Struktur und Konflikt: Gibt es strukturspezifische Konflikte? In: Dahlbender, R. W., Buchheim, P., Schüssler, G. (Hrsg.): OPD. Lernen an der Praxis. OPD und Qualitätssicherung in der Psychodynamischen Psychotherapie. Bern: Huber; 195–205.

Rudolf G. (2006b): Persönlichkeitsstörungen. In: Reimer, C., Rüger, U. (Hrsg.): Psychodynamische Psychotherapien. 3. Aufl. Heidelberg: Springer; 329–340.

Rudolf, G. (2007a): Strukturbezogene Psychotherapie: Klinisch-therapeutische und entwicklungspsychologische Grundlagen. Analytische Kinder- und Jugendlichen-Psychotherapie 38, 223–239.

Rudolf G. (2008a): Der Traum vom vollkommenen Menschen. Frankenstein – schizotype Störung. In: Doering, S., Möller, H. (Hrsg.): Frankenstein und Belle de jour. 30 Filmcharaktere und ihre psychischen Störungen. Heidelberg, Berlin: Springer; 87–98.

Rudolf, G., Doering, S. (2012): Die Strukturachse der Operationalisierten Psychodynamischen Diagnostik (OPD-2). In: Doering, S., Hörz, S. (Hrsg.): Handbuch der Strukturdiagnostik. Stuttgart: Schattauer; 87–121.

6.9 Strukturbezogene Psychotherapie

Das vertiefte Verständnis der psychischen Struktur machte es möglich, eine therapeutische Konzeption zu entwickeln und zu erproben, die mittlerweile als psychodynamisches Vorgehen akzeptiert ist.

Horn, H., Rudolf, G. (2002): Strukturelle Störungen und strukturbezogene Psychotherapie bei Kindern und Jugendlichen. In: Rudolf, G., Grande, T., Henningsen, P. (Hrsg.): Die Struktur der Persönlichkeit. Vom theoretischen Verständnis zur therapeutischen Anwendung des psychodynamischen Strukturkonzepts. Stuttgart; Schattauer; 272–289.

Rudolf, G. (1996c): Der psychoanalytische Ansatz der Behandlung von Patienten mit Persönlichkeitsstörungen. In: Schmitz, B., Fydrich, T., Limbacher, K. (Hrsg.): Persönlichkeitsstörungen. Beltz, Weinheim.

Rudolf, G. (2002d): Konfliktaufdeckende und strukturfördernde Zielsetzungen in der tiefenpsychologisch fundierten Psychotherapie. Zschr Psychosom Med Psychother 48, 163–173.

Rudolf, G. (2002e): Strukturbezogene Psychotherapie. In: Rudolf, G., Grande, T., Henningsen, P. (Hrsg.): Die Struktur der Persönlichkeit. Vom theoretischen Verständnis zur therapeutischen Anwendung des psychodynamischen Strukturkonzepts. Stuttgart: Schattauer; 249–271.

Rudolf, G. (2006c): Psychoanalytische Therapie struktureller Störungen. Behandlung »as usual« oder strukturbezogene Modifikation. In: Springer, A,. Gerlach, A., Schlösser, A. (Hrsg.): Störungen der Persönlichkeit. Gießen: Psychosozial Verlag; 93–114.

Rudolf, G. (2007a): Strukturbezogene Psychotherapie: Klinisch-therapeutische und entwicklungspsychologische Grundlagen. Analytische Kinder- und Jugendlichen-Psychotherapie 38, 223–239.

Rudolf, G. (2007b): Von der OPD gestützten Persönlichkeitsdiagnostik zur Strukturbezogenen Psychotherapie. In: Lang, H., Faller, H., Schowalter, M. (Hrsg.): Struktur – Persönlichkeit – Persönlichkeitsstörung. Würzburg: Königshausen & Neumann; 227–238.

Rudolf, G. (2007c): Die Indikationsstellung zur strukturbezogenen Psychotherapie. Psychodynamische Psychotherapie 6, 71–77.

Knott, H., Rudolf, G., Staehle, A., Weiß H. (2007): Forum: Psychoanalyse bei schweren Persönlichkeitsstörungen. In: Springer, A., Münch, K., Munz, A. (Hrsg.): Psychoanalyse heute. Gießen: Psychosozial Verlag; 369–398.

Rudolf, G. (2007d): Modifikationen des psychoanalytischen Therapiemodells bei strukturellen Störungen. In: Saimeh, N. (Hrsg.): Maßregelvollzug in Zeiten ökonomischer Begrenzung. Bonn: Psychiatrieverlag; 196–208.

Rudolf, G. (2007e): Strukturbezogene Psychotherapie. Konzept und Behandlungspraxis. Ärztl Psychotherapie 2, 142–148.

Habermeyer, V., Rudolf, G., Herpertz, S. C. (2008): Psychotherapie bei Borderline-Persönlichkeitsstörungen. In: Herpertz, S. C., Caspar, F., Mundt, C. (Hrsg.): Störungsorientierte Psychotherapie. München, Jena: Urban und Fischer; 464–489.

Hoffmann, S. O., Rudolf, G., Strauß, B. (2008): Unerwünschte und schädliche Wirkungen von Psychotherapie. Eine Übersicht mit einem Entwurf eines eigenen Modells. Psychotherapeut 53, 4–16.

Rudolf, G. (2008c): Strukturbezogene Psychotherapie. Strukturelle Fähigkeiten aktiv fördern. Neurotransmitter 19, 51–60.

Rudolf, G. (2009): Psychotherapie der Persönlichkeitsstörungen in der tiefenpsychologischen und analytischen Richtlinienpsychotherapie. Persönlichkeitsstörungen 13, 3–14.

Rudolf, G. (2012c): Strukturbezogene Psychotherapie. CME-zertifizierte Fortbildung. Psychotherapeut 57, 357–372.

Rudolf, G. (2012d): Psychotherapeutische Entwicklungen. Das Beispiel der Strukturbezogenen Psychotherapie. In: Fiedler, P. (Hrsg.): Die Zukunft der Psychotherapie. Heidelberg: Springer; 135–148.

Rudolf, G., Rüger, U. (2012b): Psychodynamische Therapieverfahren: Welche nicht-psychodynamischen Ansätze lassen sich integrieren? In: Reimer, C., Rüger, U. (Hrsg.): Psychodynamische Psychotherapien. 4. Aufl. Heidelberg: Springer; 25–34.

Rudolf, G. (2014a): Körpertherapeutische Aspekte strukturbezogener Psychotherapie. Zschr KBT 44, 5–19.

Rudolf, G. (2014b): Strukturbezogene Psychotherapie: Praktische Erfahrungen. Psychotherapie im Dialog 3, 44–47.

Rudolf, G. (2016a): Indikation zur Stukturbezogenen Psychotherapie. Psychotherapeut 61/4, 309–339.

Herpertz, S.C., Rudolf, G., Lieb, K. (2017): Borderline-Persönlichkeitsstörungen. In: Herpertz, S.C., Caspar, F., Lieb, K. (Hrsg.): Psychotherapie. Funktions- und störungsorientiertes Vorgehen. München: Elsevier; 395–412.

Rudolf, G. (2018b): Strukturbezogene Psychotherapie. Zschr. f. Verhaltenstherapie 38 (2017), 372–389.

6.10 Ergebniseinschätzung, Qualitätssicherung

Jedes therapeutische Bemühen verfolgt als Ziele eine Verminderung der Symptomatik und eine Verlebendigung des psychischen Erlebens und Verhaltens. Es war lange umstritten, ob und wie diese Ergebnisse verlässlich erfasst werden können. Mittlerweile gilt der Nachweis des therapeutischen Effekts als unerlässliche Voraussetzung für die gesundheitspolitische Anerkennung einer Therapie.

Rudolf, G. (1980): Wie messen sich Krankheit und Gesundheit in einem standardisierten Befund? Ergebnisse einer katamnestischen Untersuchung nach Dynamischer Psychotherapie. Praxis Psychother Psychosom 25, 153–162.

Sandweg, R., Sänger-Alt, C., Rudolf, G. (1991): Erfolge in der stationären Psychotherapie – Ergebnisse eines Katamneseprojektes in einer Fachklinik für psychogene Erkrankungen. Öffentliches Gesundheitswesen 53, 801–809.

Rudolf, G. (1993b): Ergebnisforschung in der Psychoanalyse. Eine dringende Notwendigkeit. Psychoanalyse im Widerspruch 4, 85–91.

Rudolf, G., Manz, R., Öri, Ch. (1994): Ergebnisse psychoanalytischer Therapien. Zschr Psychosom Med 40, 25–40.

Rudolf, G. (1998a): Taxonomie der Psychotherapieforschung. Psychotherapie Forum 6, 80–91.

Grande, T., Rudolf, G., Oberbracht, C., Jakobsen, T. (2001): Therapeutische Veränderungen jenseits der Symptomatik. Wirkungen stationärer Psychotherapie im Licht der Heidelberger Umstrukturierungsskala. Zschr Pychosom Med Psychother 47, 213–233.

Rudolf, G, Grande, T., Dilg, R., Jakobsen, T., Keller, W., Oberbracht, C., Pauli-Magnus C., Stehle, S., Wilke, S. (2001): Strukturelle Veränderungen in psychoanalytischen Behandlungen – Zur Praxisstudie analytischer Langzeittherapien (PAL). In: Stuhr, U., Leuzinger-Bohleber, M., Beutel, M. (Hrsg.): Langzeitpsychotherapie. Perspektive für Therapeuten und Wissenschaftler. Stuttgart: Kohlhammer; 238–259.

Rudolf, G., Dilg, R., Grande, T., Jakobsen, T., Keller, W., Oberbracht, C., Pauli-Magnus, C., Stehle, S., Wilke, S. (2001): Therapeutische Umstrukturierung im analytischen Prozess: Modellbildung und Verlaufsbeobachtungen. In: Schlösser, A., Gerlach, A. (Hrsg.): Kreativität und Scheitern. Gießen: Psychosozial-Verlag; 463–476.

Rudolf, G. (unter Mitarbeit von Grande, T., Dilg, R., Jakobsen, T., Keller, W., Oberbracht, C., Pauli-Magnus, C., Stehle, S., Wilke, S.) (2001c): Wie können strukturelle Veränderungen in analytischen Langzeitpsychotherapien empirisch erfasst werden? In: Bohleber, W., Drews, S. (Hrsg.): Die Gegenwart der Psychoanalyse – die Psychoanalyse der Gegenwart. Stuttgart: Klett-Cotta; 546–566.

Wilke, S., Pauli-Magnus, C., Oberbracht, C., Grande, T., Jakobsen, T., Rudolf, G. (2001): Psychoanalytiker kommentieren ihre Behandlungen. Ein Beitrag zur qualitativen Psychotherapieprozessforschung. Psychother Soz 3(2), 143–159.

Rudolf, G., Jakobsen, T. (2002): Analytische und tiefenpsychologisch fundierte Psychotherapien im Gutachterverfahren. Forum Psychoanal 18, 381–386.

Rudolf, G., Jakobsen, T., Hohage, R., Schlösser, A. (2002): Wie urteilen Psychotherapiegutachter? Entscheidungsmuster von Psychotherapiegutachtern auf der Grundlage der Gutachtenkriterienliste. Psychotherapeut 4, 249–253.

Grande, T., Rudolf, G., Oberbracht, C., Pauli-Magnus, C. (2003): Progressive changes in patients' lives after psychotherapy: Which treatment effects support them? Psychotherapy Research 13(1), 43–58.

Leising, D., Rudolf, G., Stadler, K., Jakobsen, T., Oberbracht, C., Grande, T. (2003): Do interpersonal behavior and emotional experience change in the course of successful longterm psychoanalytic therapies? Psychotherapy Research 13, 461–474.

Rudolf, G., Schmutterer, J. (2003): Qualitätssichernde Therapiebegleitung. Deutsches Ärzteblatt PP 1, 13–15.

Leising, D., Rudolf, G., Grande. T. (2004): Die Klinische Emotionsliste – ein Verfahren zur Erfassung des affektiven Erlebensrepertoires von Patienten. Psychother Psych Med 54, 173–178.

Rudolf, G., Dilg, R., Grande, T., Jakobsen, T., Keller, W., Krawietz, B., Langer, M., Stehle, S., Oberbracht, C. (2004): Effektivität und Effizienz psychoanalytischer Langzeittherapie: Die Praxisstudie analytische Langzeittherapie. In: Gerlach, A., Schlösser, A., Springer, A. (Hrsg.): Psychoanalyse des Glaubens. Gießen: Psychosozial-Verlag; 515–528.

Rudolf, G., Jacobsen, T., Mika, R., Schumann, I. (2004): Störungsbezogene Ergebnisse psychodynamisch stationärer Psychotherapie. Z Psychosom Med Psychother 50, 37–52.

Heuft, G., Jakobsen, T., Kriebel, R., Schneider, W., Rudolf, G. und die OPD-Task Force (2005): Potenzial der Operationalisierten Psychodynamischen Diagnostik (OPD) für die Qualitätssicherung. Z Psychosom Med Psychother 51, 261–276.

Rudolf, G. (2005c): Psychoanalyse und Forschung: Unüberwindliche Gegensätze? In: Poscheschnik, G. (Hrsg.): Empirische Forschung in der Psychoanalyse. Gießen: Psychosozial-Verlag; 63–76.

Grande, T., Dilg, R., Jakobsen, T., Keller, W., Krawietz, B., Langer, M., Oberbracht, C., Stehle, S., Stennes, M., Rudolf, G. (2006): Differential effects of two forms of psychoanalytic therapy: Results of the Heidelberg-Berlin Study. Psychotherapy Research 16, 470–485.

Leising, D., Rudolf, G., Oberbracht, C., Grande, T. (2006): Veränderungen des Emotionserlebens im Verlauf psychoanalytischer Langzeitbehandlungen. Z Psychosom Med Psychother 52, 39–51.

Rudolf, G. (2006a): Empirische Annäherung an einen unmöglichen Gegenstand. In: Mattanza, G., Meier, I., Schlegel, M. (Hrsg.): Seele und Forschung. Ein Brückenschlag in der Psychotherapie. Basel: Karger; 13–25.

Jakobsen, T., Rudolf, G., Brockmann, J., Eckardt, J., Huber, D., Klug, G., Grande, T., Keller, W., Staats, H., Leichsenring, F. (2007): Ergebnisse analytischer Langzeitpsychotherapien bei spezifischen psychischen Störungen. Z Psychosom Med 53, 87–110.

Hoffmann, S.O., Rudolf, G., Strauß, B. (2008): Unerwünschte und schädliche Wirkungen von Psychotherapie. Eine Übersicht mit einem Entwurf eines eigenen Modells. Psychotherapeut 53, 4–16.

Leichsenring, F., Kreische, R., Staats, H., Rudolf, G., Jakobsen, T. (2008): Die Göttinger Psychotherapiestudie. Ergebnisse analytischer Langzeitpsychotherapie bei depressiven Störungen, Angststörungen, Zwangsstörungen, somatoformen Störungen und Persönlichkeitsstörungen. Forum Psychoanal 24, 193–204.

Grande, T., Dilg, R., Jakobsen, Th., Keller, W., Krawietz, B., Langer, M., Oberbracht, C., Stehle, S., Stennes, M., Rudolf, G. (2009): Structural change as a predictor of long-term follow-up outcome. Psychother Res 19, 344–357.

Salzer, S., Leibing, E., Jakobsen, T., Rudolf, G., Brockmann, J., Eckard, J., Huber, D., Klug, G., Grande, T., Keller, W., Kreische, R., Biskub, J., Staats, H., Warwas, J., Leichsenring, F. (2010): Patterns of interpersonal problems and their improvement in depressive and anxious patients treated with psychoanalytic psychotherapy. Bulletin of the Menninger Clinic 74(4), 283–300.

Grande, T., Keller, W., Rudolf, G. (2012): What happens after treatment: Can structural change be a predictor of longterm outcome? In: Levy, R.A., Ablon, J.S., Kächele, H. (eds.): Psychodynamic Psychotherapy Research. Humana Press PP, 169–183.

Rudolf, G., Jacobsen, T., Keller, W., Krawietz, B., Langer, M., Oberbracht, C., Stehle, S., Stennes, M., Grande T. (2012): Umstrukturierung als Ergebnisparadigma der psychodynamischen Psychotherapie – Ergebnisse aus der Praxisstudie Analytische Langzeittherapie. Z Psychosom Med Psychother 58, 55–66.

Scheidt, C.E., Brockmann, J., Caspar, F., Rudolf, G., Stangier, U., Vogel, H. (2012): Das Modellprojekt der Techniker-Krankenkasse. Eine Kommentierung der Ergebnisse aus der Sicht des Wissenschaftlichen Beirates. Psychother Psych Med 62, 1–8.

6.11 Psychotherapeuten

»Selbst mit dem Leiden vertraut, lernte ich Leidenden helfen«, so lautet eine alte Spruchweisheit, die für Psychotherapeuten in besonderer Weise gültig ist. Die folgenden Arbeiten beschäftigen sich mit dem Einfluss der Therapeutenpersönlichkeit.

Rudolf, G. (1971): Die Rolle des Psychotherapeuten im Erleben psychotisch Kranker – Motive für die Beschäftigung mit Psychoanalyse. Zschr Psychosom Med 17, 114–136.

Rudolf, G. (1985): Psychoanalytiker in der DPG. Eine Umfrage unter Mitgliedern und Weiterbildungsteilnehmern zu Themen der Theorie, Literatur, Berufspraxis und Einstellung zum Beruf, Institute und Weiterbildung. Privatdruck.

Rudolf, G. (1995c): Zusammenspiel: Der Beitrag von Patienten und Therapeuten zum Therapieerfolg. In: Buchheim, P., Cierpka, M., Seifert, T. (Hrsg.): Lindauer Texte, 201–221.

Rudolf, G. (2001d): Wie analytische Psychotherapeuten Diagnosen handhaben. Eine Bestandsaufnahme und ein Plädoyer. Psychotherapeut 46, 102–109.

Rudolf, G. (2005d): Symptome und Einstellungen von Psychotherapeuten. (unter Mitarbeit von Jakobsen, T.) In: Kernberg, O. F., Dulz, B., Eckert, J. (Hrsg.): WIR: Psychotherapeuten über sich und ihren »unmöglichen« Beruf. Stuttgart: Schattauer; 123–132.

Sachse, R., Rudolf, G. (2007): Aufgabe und Person des Psychotherapeuten. In: Herpertz, S. C., Caspar, F., Mundt, C. (Hrsg.): Störungsorientierte Psychotherapie. München, Jena: Urban und Fischer; 91–102.

Zwerenz, R., Barthel, Y., Leuzinger-Bohleber, M., Giehler, U., Rudolf, G., Schwarz, R., Vogel, J., Beutel, M.-E. (2007): Einstellungen von Medizinstudenten zu psychotherapeutischen Behandlungsverfahren und Weiterbildungen. Z Psychosom Med 53, 258–272.

Barthel, Y., Lebiger-Vogel, I., Beutel, M., Leuzinger-Bohleber, M., Rudolf, G., Schwarz, R., Zwerenz R. (2010): Kandidaten in psychotherapeutischer Ausbildung. Zugang und Zufriedenheit. Forum der Psychoanalyse 26, 87–100.

Barthel, Y., Lebiger-Vogel, J., Zwerenz, R., Beutel, M. E., Leuzinger-Bohleber, M., Rudolf, G., Schwarz, R., Thomä, H., Brähler, E. (2011): Motive zur Berufswahl Psychotherapeut. Psychotherapeutenjournal 4, 339–345.

Rudolf, G. (2014c): Zwischen Theologie und Psychotherapie. Ein psychoanalytischer Blick auf die Sprache Anselm Grüns. In: Philipp, T., Schwaratzki, J., Amherdt, F.-X. (Hrsg.): Theologie und Sprache bei Anselm Grün. Freiburg: Herder; 106–122.

Rudolf, G. (2015a): Menschenbild und Psychotherapie. In: Psychotherapeut 60/5, 370-376

Rudolf, G. (2018c): Das Subjekt in Zeiten der Vernetzung. Selbstreflexiv oder fremdgesteuert. In: Fuchs, T., Iwer, L., Micali, S. (Hrsg.): Das überforderte Subjekt. Zeitdiagnosen einer beschleunigten Gesellschaft. Berlin: Suhrkamp; 291–309.

Rudolf, G. (2018d): Vom »Ich« zum »Selbst«. Psychotherapeutische Aspekte der Identität. Identitätssuche in einer sich wandelnen Welt. Wozu Identität? Affekt – Emotion – Ethik. Bd. 17. Berlin: Lit Verlag.

6.12 Buchveröffentlichungen

Wenn genügend Einzeluntersuchungen vorliegen, können die klinischen Erfahrungen und wissenschaftlichen Befunde zusammenfassend beschrieben und in Buchform veröffentlicht werden. Hier ist eine Reihe von Büchern, die in unserer Arbeitsgruppe entstanden sind.

Rudolf, G. (1977): Krankheiten im Grenzbereich von Neurose und Psychose. Ein Beitrag zur Psychopathologie des Ich-Erlebens und der zwischenmenschlichen Beziehungen. Göttingen: Vandenhoeck & Ruprecht. Nachdruck Deutscher Studienverlag 1987.

Rudolf, G. (1978): Der Psychische und Sozial-Kommunikative Befund. Vorschlag einer standardisierten Erfassung neurotischer Befunde. Habilitationsschrift. Berlin.

Rudolf, G. (1981): Untersuchung und Befund bei Neurosen und psychosomatischen Erkrankungen. Materialien zum Psychischen und Sozial-Kommunikativen Befund (PSKB) unter Mitarbeit von G. Horstkotte. Weinheim, Basel: Beltz.

Rudolf, G., Rüger, U., Studt, H. H. (Hrsg.) (1987c): Psychoanalyse der Gegenwart. Göttingen: Vandenhoeck & Ruprecht.

Rudolf G, Rüger U (Hrsg.) (1988): Die Psychoanalyse Schultz-Henckes. Stuttgart: Thieme.

Rudolf, G. (1991e): Die therapeutische Arbeitsbeziehung. Untersuchungen zum Zustandekommen, Verlauf und Ergebnis analytischer Psychotherapien. Unter Mitarbeit von Grande, T. und Porsch, U. Heidelberg: Springer.

Rudolf, G. (1993c): Psychotherapeutische Medizin. Ein einführendes Lehrbuch auf psychodynamischer Grundlage. Stuttgart: Enke. 2. Aufl. 1995, 3. Aufl. 1996, 4. erw. Aufl. 2000 (Stuttgart: Thieme-Verlag), 5. Aufl. 2005, 6. Aufl. Rudolf, G., Henningsen, P. (Hrsg.) 2008, 7. Aufl. 2013, 8. Aufl. 2017.

Rudolf, G., Rüger, U. (Hrsg.) (1995): Registerband 1954–1994. Zeitschrift für Psychosomatische Medizin und Psychoanalyse. Göttingen: Vandenhoeck & Ruprecht.

Arbeitskreis OPD (Hrsg.), Mitherausgeber Rudolf, G. (1996): Operationalisierte Psychodynamische Diagnostik. Grundlagen und Manual. Bern: Huber. 2. korr. Aufl. 1998, 3. akt. Aufl. 2001.

Rudolf, G., Henningsen, P. (Hrsg.) (1998): Somatoforme Störungen. Theoretisches Verständnis und therapeutische Praxis. Aktuelle Entwicklungen in der Psychotherapeutischen Medizin. Stuttgart: Schattauer.

Henningsen, P., Hartkamp, N. Loew, T., Sack, M., Scheidt, C. E., Rudolf, G. (2002): Somatoforme Störungen. Leitlinien und Quellentext. Leitlinien Psychosomatische Medizin und Psychotherapie. Reihenherausgeber: Rudolf, G., Eich, W. Stuttgart: Schattauer.

Rudolf, G., Grande, T., Henningsen, P. (2002): Die Struktur der Persönlichkeit. Vom theoretischen Verständnis zur psychotherapeutischen Anwendung des psychodynamischen Strukturkonzepts. Stuttgart: Schattauer. Neudruck 2008.

Rudolf, G. (2004b): Strukturbezogene Psychotherapie. Leitfaden zur psychodynamischen Therapie struktureller Störungen. Unter Mitarbeit von Hildegard Horn. Stuttgart: Schattauer,. 2. Aufl. 2006, 3. Aufl. 2013. Psicoterapia orientada a la estructura de los trastornos estructurales. Traduccion A. E. Romero Pimienta 2017, Mexico.

Arbeitskreis OPD (Hrsg.), Mitherausgeber Rudolf, G. (2006): OPD-2. Diagnostik und Therapieplanung. Bern: Huber. 2. Aufl. 2009, 3. überarb. Aufl. 2014.

Rudolf, G. (2010b): Psychodynamische Psychotherapie. Die Arbeit an Konflikt, Struktur und Trauma. Stuttgart: Schattauer. 2. Aufl. 2014.

Rudolf, G. (2015b): Wie Menschen sind. Eine Anthropologie aus psychotherapeutischer Sicht. Stuttgart: Schattauer.

Rudolf, G. (2016b): Psychotherapeutische Identität. Göttingen: Vandenhoeck & Ruprecht.

Rudolf, G., Rüger, U. (2016): Psychotherapie in sozialer Verantwortung. Annemarie Dührssen und die Entwicklung der Psychotherapie. Stuttgart: Schattauer.

Stasch, M., Grande, T., Janssen, P., Oberbracht, C., Rudolf, G. (2016): OPD-2 im Psychotherapie-Antrag. Göttingen: Hogrefe.

Un Día en la Vida de Japon
FLORIDAS VACATION WORLD
EUROPA I
Open Spain/España Abierta
ESPAÑA 20 AÑOS DE DEMOCRACIA

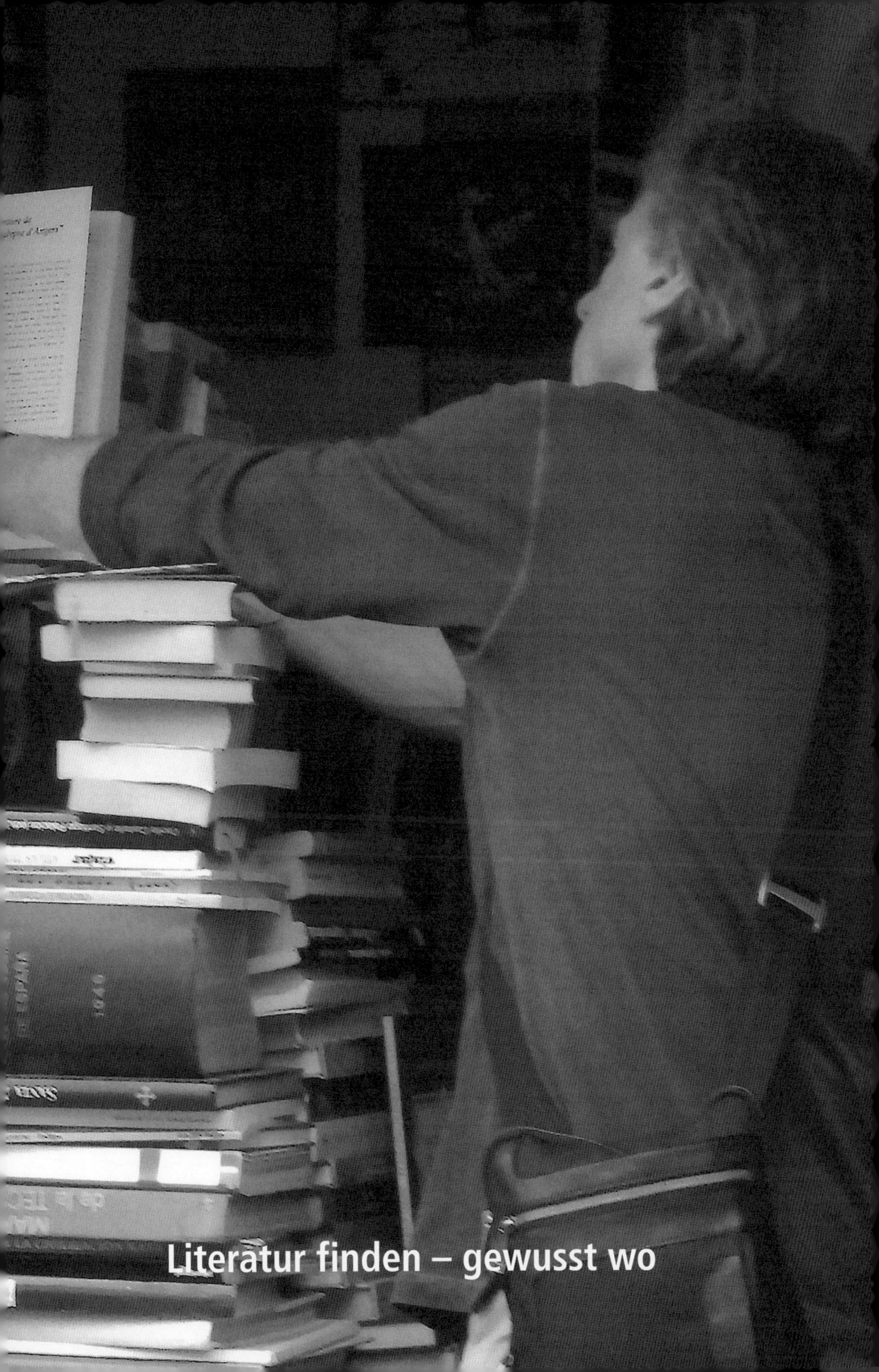

Literatur finden – gewusst wo

7 Weitere Literatur

In diesem allgemeinen Literaturverzeichnis sind die Veröffentlichungen unserer Arbeitsgruppe nicht noch einmal enthalten.

Adler, A. (1982): Psychotherapie und Erziehung. Ausgewählte Aufsätze. Band II. 1930–1932. Frankfurt: Fischer.

Alexander, F. (1928): Der neurotische Charakter. Seine Stellung in der Psychopathologie und Literatur. Int Zschr Psychoanal 14, 26–44.

Bacal, H.A. (1990): Selbstpsychologie: Heinz Kohut. In: Bacal, H.A., Newman, K.M. (Hrsg.): Objektbeziehungstheorie – Brücke zur Selbstpsychologie. Tübingen: Frommann Holzboog, 274–334.

Balint, M. (1937): Frühe Entwicklungsstufen des Ich: Primäre Objektliebe. In: Balint, M. (1965): Urformen der Liebe und die Technik der Psychoanalyse. Stuttgart: Klett.

Balint, M. (1970): Therapeutische Aspekte der Regression. Die Theorie der Grundstörung. Stuttgart: Klett.

Bateman, A., Fonagy, P. (2004): Psychotherapy for Borderline Personality Disorder. Mentalization Based Treatment. Oxford: University Press.

Benecke, C. (2016): Psychodynamische Therapien und Verhaltenstherapie im Vergleich. Göttingen: Vandenhoeck & Ruprecht.

Boll-Klatt, A., Kohrs, M. (2014): Praxis der dynamischen Psychotherapie. Grundlagen – Modelle – Konzepte. Stuttgart: Schattauer.

Bowlby, J. (1951 englisch, 1976 deutsch): Trennung. Psychische Schäden als Folge der Trennung von Mutter und Kind. München: Kindler.

Buchheim, A. (2018): Bindungsforschung und psychodynamische Psychotherapie. Göttingen: Vandenhoeck & Ruprecht.

Cannon, W.W. (1975) Wut, Hunger, Angst und Schmerz. Eine Physiologie der Emotionen. München: Urban und Schwarzenberg.

Clarkin, J., Yeomans, F., Kernberg, O.F. (2001): Psychotherapie der Borderline-Persönlichkeit. Manual zur Transference-focused Psychotherapy (TFP). Stuttgart: Schattauer.

Corcilius, K. (2017): Einleitung zu: Aristoteles: Über die Seele. Hamburg: Meiner.

Doering, S., Hörz, S. (2012): Handbuch der Strukturdiagnostik. Konzepte, Instrumente, Praxis. Stuttgart: Schattauer.

Dornes, M. (1997): Die frühe Kindheit. Entwicklungspsychologie der ersten Lebensjahre. Frankfurt: Fischer.

Dornes, M. (2000): Die emotionale Welt des Kindes. Frankfurt: Fischer

Dornes, M. (2004): Über Mentalisierung, Affektregulierung und die Entwicklung des Selbst. Forum Psychoanal 20(2), 175–199.

Dührssen, A. (1962): Katamnestische Untersuchungen bei 1004 Patienten nach analytischer Psychotherapie. Z Psychosom Med 8, 94–113.

Dührssen, A. (1964): Katamnestische Untersuchungen bei 150 Kindern und Jugendlichen. Prax Kinderpsychol 13, 241–255.

Dührssen, A., Jorswieck, E. (1965): Eine empirisch statistische Untersuchung zur Leistungsfähigkeit psychoanalytischer Behandlungen. Nervenarzt 36, 166–169.

Dührssen, A. (1972): Analytische Psychotherapie in Theorie, Praxis und Ergebnissen. Göttingen: Vandenhoeck & Ruprecht.

Dührssen, A., Jorswieck, E., Fahrig, H., Harling H.O., Rudolf, G. (1974): Ein Vergleich psychotherapeutischer Techniken mithilfe psycholinguistischer Methoden. Z Psychosom Med 20, 1–25.

Dührssen, A. (1977): Dokumentation in der analytischen Psychotherapie. Z Psychosom Med 23, 103–118.

Dührssen, A. (1981): Die biographische Anamnese unter tiefenpsychologischem Aspekt. Göttingen: Vandenhoeck & Ruprecht.

Dührssen, A., Horstkotte, G., Krauss, M. (1983). Elternverluste und ihre Bedeutung für die nachfolgende Generation. Z Psychosom Med 29, 103–109.

Dührssen, A. (1986): Dynamische Psychotherapie, Psychoanalyse und analytische Gruppenpsychotherapie im Vergleich. Z Psychosom Med 32, 161–180.

Dührssen, A. (1988): Dynamische Psychotherapie. Ein Leitfaden für den tiefenpsychologisch orientierten Umgang mit Patienten. Berlin: Springer.

Dunbar, F. (1948): Mind and Body: Psychosomatic Medicine. Random House Books.

Egle, U.T., Zentgraf, B. (2014): Psychosomatische Schmerztherapie. Stuttgart: Kohlhammer.

Egle, U.T., Joraschky, P., Lampe, A., Seiffge-Krenke, I. Cierpka, M. (Hrsg.) (2016): Sexueller Missbrauch, Misshandlung, Vernachlässigung. Erkennung, Therapie und Prävention der Folgen früher Stresserfahrungen. 4. Aufl. Stuttgart: Schattauer.

Faber-Haarstrick-Kommentar Psychotherapierichtlinien. Herausgeber: Diekmann, M., Dahm, A., Neher, M. (2017). 11. Aufl. München: Elsevier.

Fairbairn, W.R.D. (1954): An Object Relations Theory of the Personality. New York: Basic Books.

F.A.Z. (23.2.2018). Jeder vierte Jüngere hat psychische Probleme. S. 19.

Fonagy, P., Gergely, G., Jurist, I.C., Target, M. (2002): Affect Regulation, Mentalization and Development of the Self. New York: Other Press.

Foucault, M. (2004): Hermeneutik des Subjekts. Frankfurt: Suhrkamp.

Freud, A. (1972): Die Stellung der infantilen Neurose innerhalb der heutigen psychoanalytischen Kinderpsychologie. In: Schriften Band 10. München: Kindler, 2639–2653.

Friedrich, H.C., Herzog, W., Wild, B., Zipfel, S., Schauenburg, H. (2014): Anorexia nervosa. Fokale psychodynamische Psychotherapie. Göttingen: Hogrefe.

Hoffmann, S.O. (2015): Psychodynamische Kurztherapie von Angststörungen. Einführung und Manual für die kurz- und mittelfristige Therapie. Stuttgart: Schattauer.

Hoffmann, S.O. (2017): Psychodynamische Psychotherapie – Herkunft, Stand und künftige Entwicklung. Psychodynamische Psychotherapie 2, 60–72.

Grawe, K. (2005): (Wie) kann Psychotherapie durch empirische Validierung wirksamer werden? Psychotherapeutenjournal 1, 4–11.

Green, A. (2000): Science and science fiction in infant research. In: Sandler, J., Sandler, A.M., Davies, R. (eds.) (2000): Clinical and Observational Psychoanalytic Research: Roots of a Controversy. London, New York: Karnac Books.

Heigl-Evers, A., Heigl, F. (1987): Die psychoanalytisch-interaktionelle Psychotherapie. Eine Methode zur Behandlung prä-ödipaler Störungen. In: Rudolf, G., Rüger, U., Studt, H.H. (Hrsg.): Psychoanalyse der Gegenwart. Göttingen: Vandenhoeck & Ruprecht, 115–127.

Juckel, G., Edel, M.A. (2014): Neurobiologie und Psychotherapie. Integration und praktische Anwendung bei psychischen Störungen. Stuttgart: Schattauer.

Kernberg, O.F. (1967): Borderline Personality Organisation. Journ of the Am Psa Association 5, 641–685.

Kernberg, O.F. (1978): Borderline-Störung und pathologischer Narzißmus. Frankfurt: Suhrkamp.

Kohut, H. (1973): Narzißmus. Eine Theorie der Behandlung narzißtischer Persönlichkeitsstörungen. Frankfurt: Suhrkamp.

Körner, J. (2016): Psychodynamische Interventionsmethoden. Göttingen: Vandenhoeck & Ruprecht.

Leichsenring, F., Salzer, S. (2014): Generalisierte Angststörung. Psychodynamische Psychotherapie. Göttingen: Hogrefe.

Leichsenring, F., Beutel, M., Salzer, S., Haschbacher, A., Wiltink, I. (2015): Soziale Phobie. Psychodynamische Therapie. Göttingen: Hogrefe.

Lieberz, K., Adamek, A., Krumm, B. (2015): Tiefenpsychologisch fundierte und analytische Psychotherapie. PDP 14, 37–46.

Lieberz, K. (2016): Die Biografie in der Psychotherapie zwischen Konstruktion und empirischer Forschung. In: Rudolf, G., Rüger, U. (2016): Psychotherapie in sozialer Verantwortung. Stuttgart: Schattauer, 89–104.

Mertens, W. (2012): Wie psychoanalytisch ist die OPD (OPD-KJ)? Kinderanalyse 20/3, 71–193.

Muschg, A. (1981): Literatur als Therapie? Ein Exkurs über das Heilsame und das Unheilbare. Frankfurter Vorlesungen. Frankfurt: Suhrkamp.

Papousek, M. (1989): Frühe Phasen der Eltern-Kind-Beziehung. Prax Psychother Psychosom 34, 109–122.

Peters, M. (2017): Strukturbezogene Psychotherapie Älterer. Gießen: Psychosozial-Verlag.

Peters, M. (2017): Psychodynamische Psychotherapie mit Älteren. Eine Einführung. Göttingen: Vandenhoeck & Ruprecht.

Reddemann, L., Grün, A. et al. (2008): Seele in dieser Welt (CD). Auditorium Netzwerk.

Reich, W. (1928): Über Charakteranalyse. Int Zschr für Psychoanalyse 14, 180–196.

Reimer, C., Rüger, U. (2012): Psychodynamische Psychotherapien. Lehrbuch der tiefenpsychologisch fundierten Psychotherapien. 4. Aufl. Heidelberg, Berlin: Springer.

Roth, G. (2001): Fühlen, Denken, Handeln. Wie das Gehirn unser Verhalten steuert. Frankfurt: Suhrkamp.

Roth, G., Strüber, N. (2014): Wie das Gehirn die Seele macht. Stuttgart: Klett-Cotta.

Rüegg, J. C. (2011): Gehirn, Psyche und Körper. Neurobiologie von Psychosomatik und Psychotherapie. 5. Aufl. Stuttgart: Schattauer.

Rüger, U., Leibing, E. (1999): Bildungsstand und Psychotherapieindikation – der Einfluss auf die Wahl des Behandlungsverfahrens und die Behandlungsdauer. Psychotherapeut 44, 214–219.

Rüger, U. (2009): Krankengeschichte und Lebensgeschichte. Die biografische Dimension im Menschenbild der Medizin. Göttingen: Universitätsverlag.

Rüger, U. (2016a): Dynamische Psychotherapie. In: Rudolf, Rüger (Hrsg.) Psychotherapie in sozialer Verantwortung. 47-61. Stuttgart: Schattauer.

Rüger, U. (2016b): Die Einführung der Psychotherapie in die kassenärztliche Versorgung. In: Rudolf, G., Rüger, U. (Hrsg.): Psychotherapie in sozialer Verantwortung. Stuttgart: Schattauer, 62–72.

Rüger U. (2018): Verlust des lebensgeschichtlichen Kontextes in der Psychotherapie. Psychotherapeut 63, 243–250.

Rüger, U., Reimer, C. (2012): Psychodynamische Psychotherapie. In: Reimer, C., Rüger, U. (Hrsg.): Psychodynamische Psychotherapien. 4. Aufl. Berlin, Heidelberg: Springer; 94–112.

Sandler, J., Sandler, A. M., Davies, R. (2000): Clinical and Observational Psychoanalytic Research: Roots of a Controversy. London, New York: Karnac Books.

Sandler, A. (2006): Psychoanalyse in Deutschland. In: Springer, A., Münch, K., Munz, P. (Hrsg.): Psychoanalyse heute?! Gießen: Psychosozial-Verlag; 49–62.

Schmitz, B., Fydrich, T., Limbacher, K. (1996): Persönlichkeitsstörungen: Diagnostik und Therapie. Weinheim: Beltz Psychologie VerlagsUnion.

Schultz-Hencke, H. (1951): Lehrbuch der analytischen Psychotherapie. Stuttgart: Thieme.

Seiffge-Krenke, I., Dietrich, H., Adler-Corman, P., Timmermann, H., Rathgeber, M., Winter, S., Röpke, C. (2014): Die Konfliktachse der OPD-KJ-2. Ein Fallbuch für die klinische Arbeit. Göttingen: Vandenhoeck & Ruprecht.

Subic-Wrana, C., Milrod, B., Beutel, M. E. (2012): Panikfokussierte psychodynamische Psychotherapie. Göttingen: Hogrefe.

Winnicott, D. W. (1965): The Maturational Processes and the Facilitating Environment. Deutsch: Reifungsprozesse und fördernde Umwelt (1984). Frankfurt: Fischer.

Wittmann, W. W., Steffanoffski, A., Kriz, D., Glan, E. M., Völkle, M. (2011): Qualitätsmonitoring in der ambulanten Psychotherapie. Modellvorhaben der Techniker Krankenkasse. Abschlussbericht.

Wöller, W., Kruse, J. (2015): Tiefenpsychologisch fundierte Psychotherapie. Basisbuch und Praxisleitfaden. 4. Aufl. Stuttgart: Schattauer.

Sachverzeichnis

E

F

G

H

I

K

L

M

N

O

P

Q

R